让此心光明

用中华文化打开心结

王兆雷　张海澄
侯卫伟　赵红梅　著

此心安处是吾乡

全国百佳图书出版单位
中国中医药出版社
·北京·

图书在版编目（CIP）数据

让此心光明：用中华文化打开心结 / 王兆雷等著 .
北京：中国中医药出版社，2024. 10（2024.11 重印）
ISBN 978-7-5132-8961-0

Ⅰ . K203

中国国家版本馆 CIP 数据核字第 2024G7V115 号

中国中医药出版社出版

北京经济技术开发区科创十三街 31 号院二区 8 号楼
邮政编码　100176
传真　010-64405721
北京盛通印刷股份有限公司印刷
各地新华书店经销

开本 710×1000　1/16　印张 13.25　字数 163 千字
2024 年 10 月第 1 版　2024 年 11 月第 2 次印刷
书号　ISBN 978 – 7 – 5132 – 8961 – 0

定价　40.00 元
网址　www.cptcm.com

服 务 热 线　010-64405510
购 书 热 线　010-89535836
维 权 打 假　010-64405753

微信服务号　zgzyycbs
微商城网址　https://kdt.im/LIdUGr
官 方 微 博　http://e.weibo.com/cptcm
天猫旗舰店网址　https://zgzyycbs.tmall.com

如有印装质量问题请与本社出版部联系（010-64405510）

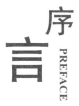

　　晚清重臣张之洞曾经感慨道："世运之明晦（光明与黑暗），人才之盛衰，其表在政，其里在学。"由此可见，学术和学习的重要性关乎政治兴衰，关乎人才，关乎国运，关乎每一个家庭，关乎每一个人。学者，觉也，学习的目的是让我们的心能觉醒和觉悟。

　　心理疾病已成为当前全世界最大的健康问题。抑郁症这个名词是来自西方的"舶来品"，中医学将其归结为情志不畅所致的疾病。如何化解心理疾病？代表五千多年中华优秀传统文化的典籍——四书（《论语》《孟子》《大学》《中庸》），以及《黄帝内经》等中医经典早已给出了方法和答案。

　　中华传统文化强调，医者，意也。医和意是通音字，由此可见，意识、意念、正心、正念对身体健康的重要性。起心动念、正心正念是一种正能量。中华传统文化和中医尊重人心、人性、人情、人格、人伦、人文、人道，强调每一个生命都有灵性，每一个生命都有使命和责任。如何涵养生命的灵性，做

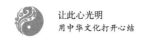
到"此心光明"？此心光明，人就会拥有智慧，智慧如果没有得到启迪，人就会变得平庸和愚钝，活着就会觉得空虚和无聊。中华传统文化从天命、大道、人性、心性这四个方面给出了让此心光明的方法。

《中庸》告诉了我们涵养情绪的方法："喜怒哀乐之未发，谓之中；发而皆中节，谓之和。中也者，天下之大本也；和也者，天下之达道也。致中和，天地位焉，万物育焉。"意思是，喜怒哀乐的情感没有发生，可以称为中；喜怒哀乐的感情发生了，但都能适中且有节度，可以称为和。中是稳定天下之本，和是为人处世之道。达到了中和，天地就会各安其位，万物便生长发育了。这与王阳明心学强调的文化"圣人之道，吾性自足"是一样的。未来教育的使命是以中华传统文化"修齐治平"的方法论（如辨证施治、整体观念、天人合一、天人感应等系统认知），同西方学术还原论的方法相结合，打开我们的心结，让我们有灵性的生命焕发出光彩，让此心光明，为人类文化维度的提升、道德素养的提升做出贡献。

中西文化关于心的认知是不一样的。中医学认为心为"君主之官也，神明出焉"。而并非西医学认为人的心只是人体中一个脏器，负责把血液泵向全身。我们生活中常说的"心结"指的是心中不易解决的问题，主要是指内心的感情纠葛，也就是《黄帝内经》所说的情志病。

抑郁症的成因非常复杂，社会和家庭对抑郁症患者应该多一些爱心、耐心、正确的方法、文化教化和感化。用"积爱为仁，积仁为灵"的方法让患者远离痛苦，回归到"此心光明"的良好状态。中医学认为怨、恨、恼、怒、烦为"五毒"，并且指出，恨人者伤心，抱怨者伤脾，发怒者伤肝，恼火者伤肺，恐惧者伤肾。如果情绪控制不好，心、肝、脾、肺、肾就会受到伤害。纵观现代人类疾病，许多都是由于人自己的情绪失控和德行缺失导致的，也有因长时间受到情感伤害而导致的心理疾病。有的人，人生理想非常宏大，且严格自律，做事非常认真、非常理性，若缺乏良善有序的社会大环境和温情良善的家庭环境，也会患上抑郁症。抑郁症患者需要我们的关心和关爱。觉醒的人应该践行"先觉觉后觉，后觉觉不觉"的仁爱之心，让更多的人觉醒，远离自私、嫉妒、怨恨、虚伪、狡诈、冷漠、傲慢、狭隘等负能量。长时间纠缠于这些负能量之中，就会导致心有郁结，情志不畅。心结如果打不开，气血就不舒畅，气血长时间不舒畅就会气血郁结，气血郁结久了就会在人的体内产生瘀结，瘀结如果得不到疏通，最终会形成结节，有些结节可能是肿瘤的前奏。打开我们的心结，涵养生命的灵性，是本书创作的初心与使命，旨在用中西医结合的智慧造福每一个家庭和每一个人，让此心光明，重新点燃生命的希望与对良善的预期。

党的二十大报告指出："只有把马克思主义基本原理同中国具体实际相结合、同中华优秀传统文化相结合，坚持运用辩证唯物主义和历史唯物主义，才能正确回答时代和实践提出

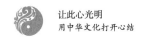
的重大问题，才能始终保持马克思主义的蓬勃生机和旺盛活力。"纵观历史进程，传统与现代、守正与创新、社会进程与科技向善的有序融合，这些影响社会变迁的宏大课题，如果脱离中华文化，就会昙花一现，不会持久。这就是《史记》中所警示的，治国者应该注意三十年和一百年的治国经验。敬畏和筑牢中华文化的根基，汲取、绵延和传承五千多年的中华文化智慧，让人的灵性得以发挥，造福大群和社会，方为"可大可久"的善治良法。

本书从三个角度解读了如何"让此心光明"：上篇论述心有何病，圣贤便有何药方医治；中篇论述人性含灵，如何涵养自己的灵性；下篇论述良知觉醒，方能远离焦虑的伤害。作者担负着化解时代难题的重任，秉承善可为法、恶可为戒的春秋大义，用心良苦，这种精神值得我们学习。

《让此心光明》一书即将出版，邀请我作序，绵延和传承中华文化的智慧。"士不可以不弘毅，任重而道远"，是为序。

杨华山

2024 年 6 月

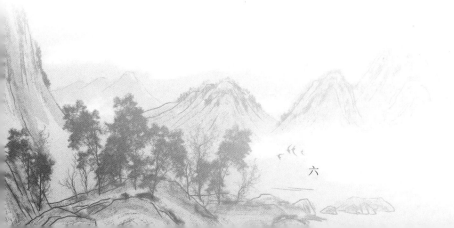

目录 CONTENTS

中篇
人性含灵，如何涵养自己的灵性

人性

下篇

良知觉醒，方能远离焦虑的伤害

良知

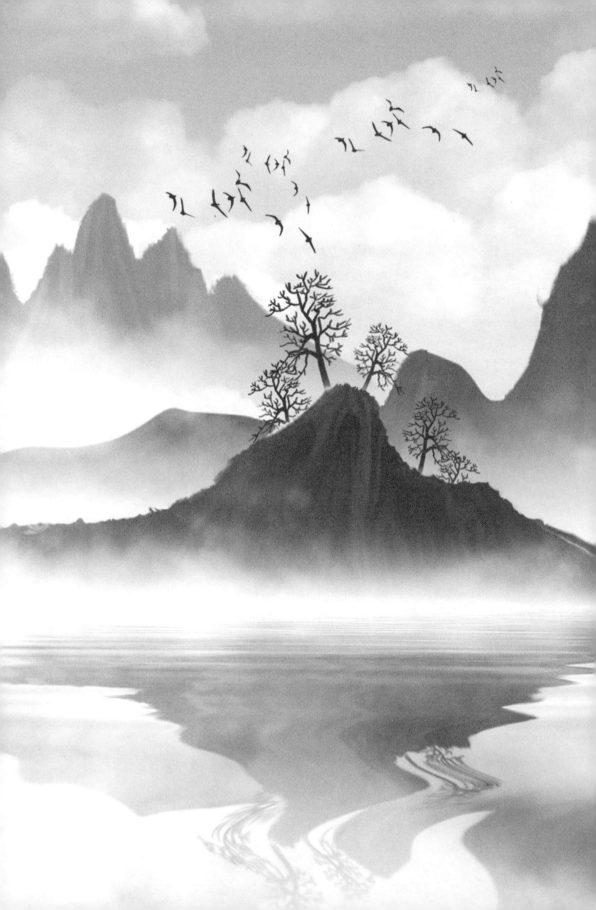

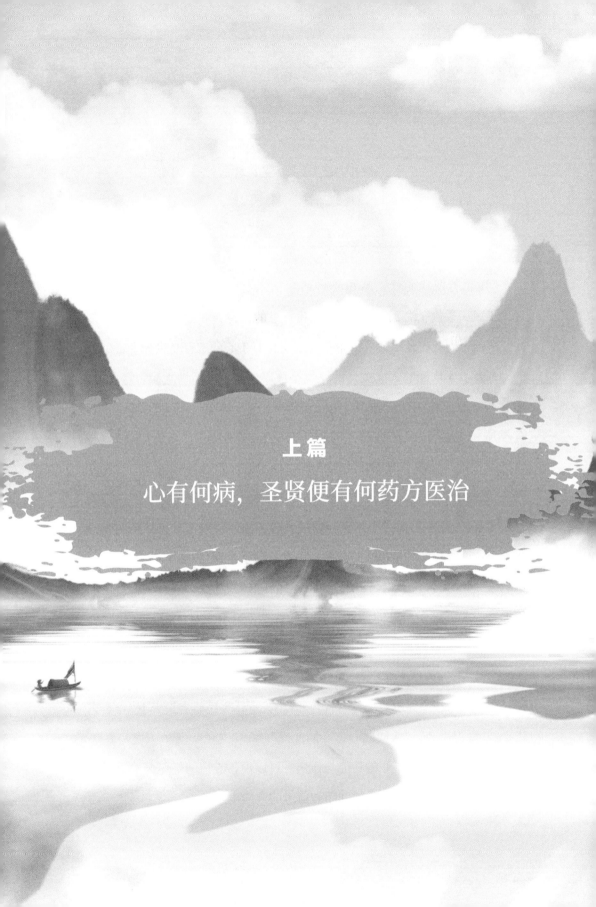

上篇

心有何病，圣贤便有何药方医治

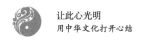
知我者谓我心忧，
不知我者谓我何求

"知我者谓我心忧，不知我者谓我何求"，这句千古名句出自《诗经·王风·黍离》，意思是说：知道我心思的，说我心中有忧愁；不了解我心思的，问我有什么诉求？中华传统文化对于心的解释是世界上最细腻的，最有人文内涵、人文关怀的，也是最周全的，可谓情之深、意之切。形容心有感应作用的词语有"心心相印""母子连心""心安理得""心有灵犀一点通""兄弟齐心，其利断金""心惊胆战""心急如焚""心慌意乱"等。形容心眼不好的词语有"心术不正""心怀鬼胎""心怀叵测""心术不端"等。《黄帝内经》中关于心的论述是这样的："所以任物者谓之心。"意思是说，心接受外物的刺激，担任认识与分析外来刺激的职务。这里的"任"是担当的意思。心有认知、辨别是非的功能。

《素问·灵兰秘典论》记载："心者，君主之官也，神明出焉。"意思是说，心在五脏中所处的位置是君主的位置，具有主导人的精神和明辨是非的能力。我们的心如此重要，难道不需要关心和呵护吗？孟子讲："大人者，不失其赤子之心者也。"人们常说的"天理良心""哀莫大于心死""心想事成""面由心生""得民心者得天下，失民心者失天下""不忘初心""良苦用心""人同此心，心同此理""一人之心，千万人之心"等谚语和成语，都说明了心的功能与作用。可以说，心情的好坏，主导了我们对生活的认知、对价值观的判断和前进的方向。

"天理良心"是我们熟知的一个成语，意思是正确的道理和人应有的善心。做人讲良心是中华文化基本的价值取向，没有人愿意和昧良心的人打交道和交朋友，这就是"人同此心，心同此理"的深刻内涵。同样的道理，你不愿意和没有良心的人交朋友，因此自己就应该做一个有良心的人，这就是"己所不欲，勿施于人"的深刻含义。中国人讲面子，讲面子就是不让别人难堪，从文化的底蕴和根基来看，给人面子是一个人有良心的表现，原因是宁可自己受罪，也要成全面子，人们常说"死要面子活受罪"。中国人心地善良，不忍心让别人感到难堪，所以宁可自己受一些委屈，也要给别人面子和台阶下，这体现了中华文化的包容性，也体现了中华民族绵延五千多年的文化素养。同时，面子的分寸要把握好，如果过于好面子，就会衍化成虚荣，爱慕虚荣和争强好胜都是太顾及自己面子的结果。凡事都有度，这就是中庸的智慧。

"心神不安"说明了"心藏神"这个道理。《黄帝内经》认为"心者，君主之官也""主明则下安……主不明则十二官危"。说明心在人体中是起主导作用的，是主神明的。我们的心只有一个，心里假如装满了嫉妒、怨气、仇恨、狭隘、自私，就会心理不健康。心理不健康是一种病态，怨气和怨恨是会在心里聚集的，它们长时间得不到释放和化解，就会导致心慌、心悸、冠心病等一系列的病症。相信读者读完本书后，会明白心情愉悦和怀恨在心哪一个对身体更好，也会深刻地理解嫉妒之心和怨恨之心对身体的伤害。

一个人如果处于满心欢喜的状态，心指挥下的十二个气脉就特别容易通畅，小孩一天到晚都是非常欢喜的。生活的常识告诉我们：笑比哭好，笑口常开应该是生活的常态。

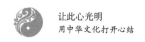
我们都有这样的人生体验：人逢喜事精神爽。如果你的内心快乐了，身体就通畅，全身上下气脉顺畅，通则不痛。生活的经验告诉我们，身体舒适的时候，心态也是好的，心态如果好了，运气也会好。所以把心态调整好，是一门大学问。中华传统文化教育我们："心大则百物皆通，心小则百物皆病。"

"灰心丧气""灰头土脸"都是形容一个人因心情不好引起的情感外露，说明"面由心生"这个词的客观意义。我们形容一个人要悔过自新，会用"洗心革面"这个词。意思是说，清除内心的污垢，改变旧日的面目，比喻彻底悔改或转变。洗心革面的近义词是脱胎换骨，"浪子回头金不换"。脱胎换骨也好，改过自新也罢，都是一个心动和动心的转变。一个人如果心不动和不动心，就会随波逐流。什么东西才会随波逐流？只有腐朽和腐化的东西才会随波逐流。有一个腐化和腐朽的心就是哀莫大于心死的表现。试问一下：谁愿意和这样的人交朋友和共事？洗心革面实际上就是观念和认知的提升。这是我们学习关于心的中华传统文化的重要性所在。

孟子在《孟子·告子下》中有一段千古名句："故天将降大任于斯人也，必先苦其心志，劳其筋骨，饿其体肤，空乏其身，行拂乱其所为，所以动心忍性，增益其所不能。"现代汉语的意思是，上天将重大责任降落人身上，一定要先使他的意志遭受磨砺，筋骨经受劳累，身体饥饿消瘦，全身困苦疲乏，做事总是遭受困扰麻烦，这样，便可使他的意志更加坚定，性格更加坚韧，增加他所不具备的能力。从苦其心志到动心忍性，都说明了动心的重要性。

《论语·为政》曰："吾十有五而志于学，三十而立，四十而不惑，五十而知天命，六十而耳顺，七十而从心所欲，不逾矩。"意思是，我十五岁立志于学习，三十岁就有所成就，四十岁不再感到困惑，五十岁懂得了天命，六十岁达到了智慧的顶点，能够正确对待各种言论，七十岁可以随心所欲而不越出规矩。由此看来，圣人孔子经历过少时学习、三十而立、四十不惑、五十知天命、六十耳顺、七十从心所欲的阶段。"从心所欲"不是那么容易达到的，许多人在工作和生活中感觉左也不对，右也不对，心情忐忑不安，就是没有达到"从心所欲"的境界。

现代很多人都有心结和心病，心结的意思是心中不易解决的问题，主要指内心的感情纠葛。心结如果没有打开，自己就不痛快，即使不缺吃，不缺喝，不缺钱，自己也不快乐，时间久了就会变得焦虑和抑郁。生活和工作应该是开心快乐的。满心欢喜、笑口常开应该是我们生活的常态，可是要做到这一点不是一件容易的事。

文化多元的背景下，中西文化关于心的论述存在非常大的差异。源于西方文明的资本主义价值观主张"一切可以评估"。这种错误的价值观念和金钱观念，无限放大了人性中的贪欲和执念。人生为了权力和金钱，得到的不一定快乐，得不到的一定焦虑；得到的一定是少数，得不到的一定是多数。受此观念影响的人，在社会中的焦虑和惶恐不安的情绪会日益加重。因为权力、金钱，会导致人性道德滑坡，做人底线被突破，人际关系冷漠。在任何一个领域中，成功者都是少数，大多数人因得不到而产生焦虑和抑郁。焦虑症和抑郁症是西方资本主义和现代社会压力增加带来的世界性的精神疾病。现代医学缺乏有效的办法化解这种疾病，但我们可以在绵延了五千多年的中华传统文化和中医文化中寻找智慧，让其帮助我们打开心结，让此心走向光明，这就需要学习和顿悟。学习的学和觉悟的觉是通音字，"学者，觉也"。《西游记》中的孙悟空、猪悟能、沙悟净，三个

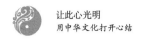

徒弟的名字中都有一个"悟"字，就是说人人都可以通过学习达到觉悟的层面。"人生不满百，常怀千岁忧"，我们的生命是有限的，而让我们操心和关心的事却是无限的。这就需要借助中华优秀传统文化的智慧来启发我们的智慧和灵性，帮助我们打开心结，这就是本书的价值和意义所在。曾国藩在写给家人的信中说："治心以'广大'二字为药。"如何涵养广大？这就需要用心学习。

《史记》中司马迁称赞孔子："'高山仰止，景行行止'，虽不能至，然心向往之。"每一个人的生命中都有自己的灵性，我们的人生要向往什么？追求什么？在哪个领域能为这个社会做出贡献？这些问题的答案就是我们生命中的大道，也是我们人生的重心和人生的使命。要说人生的价值和意义到底是什么，我认为是找到自己生命中的价值和意义，这种价值和意义就是心向往的地方。

[医师点评]

在西方医学看来，心就是一个由生物电驱动的血泵，昼夜不停地搏动着，把血液泵向全身，因此大脑、肺、肝、胆、脾、胰、肾、肌肉等器官与组织就有了营养物质和氧气，可以说心是人体永不停歇的发动机。中华传统文化和中医学认为，"心者，君主之官也，神明出焉"。心正和正心是做人的基本价值取向，心有更大的价值和更深刻的含义，如对外界的认知、感受、情感，以及心术等，这是中医学与西方现代医学最大的差别所在。在中华传统文化中关注人的天性与心性的学问，被称为"心学"。可以说，一个有着喜怒哀乐的人，如何涵养自己的心学，如何求得放心，做到"此心安处是吾乡"，这是一门大学问。

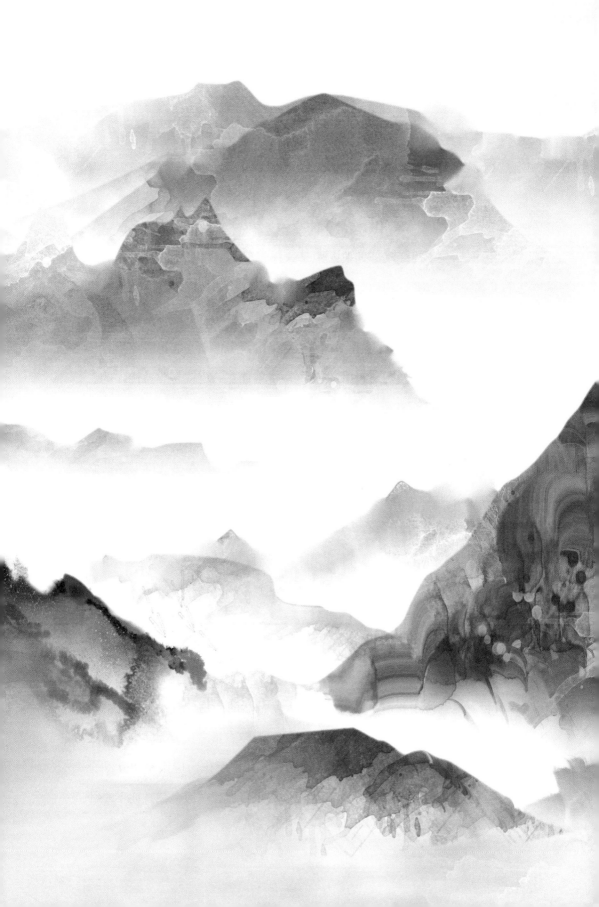

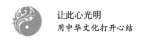
人为什么会产生焦虑

"焦虑"在《现代汉语词典》中是这样解释的，"焦急忧虑"。焦的意思是"焦急，心焦"。我们学习一下焦字的构成，佳是短尾鸟的总名，佳字下面有四点，也就是说，短尾鸟下面有一堆火在烤着，这种焦灼感可想而知。虑的第一层意思是思考，比如深思远虑、考虑周全；第二层意思是担忧和发愁，比如忧虑、疑虑。焦虑这两个字连在一起就是焦急忧虑的意思。《水浒传》里面有一首诗是这样描述农民对烈日炎炎的无可奈何的，我们可以借此感受一下焦虑的心情："赤日炎炎似火烧，野田禾稻半枯焦。农夫内心如汤煮，公子王孙把扇摇。"我们试想一下，在科技不发达的农耕时代，靠天吃饭的百姓看到自己辛辛苦苦种的禾苗和水稻因为烈日暴晒变成枯焦的状态，心里会有多难受！想到自己今年的粮食没有任何收成，也没有任何社会救济和保障，心里能不焦虑吗？而王侯公子、富家子弟却在吃着西瓜、嗑着瓜子、摇着扇子，全然没有后顾之忧，这种情况谁看着不生气？

焦虑就是火烧火燎地思虑将来发生的事情，显然，长期处于焦虑中不是一种健康宁静的生活状态，我们必须正视和化解这种不健康的情绪。从《水浒传》这首诗中我们可以分析出，人是自然的产物，自然有自己的运转规则。春播、夏长、秋收、冬藏，自然的运转力量是无穷无尽的，人类科技的力量总归是有限的，所以，道法自然和有所作为应该是相互结合的，人与自然应该是和谐共生的，人应该尊重自然、顺应自然，而不是征服自然。海啸、地震、极端天气、自然疫源性疾病等现象的发生，已经证明了科技的力量是有限的。中华传统文化对待科学的态度是敬畏、正德、利用、厚生。

焦虑是一种情绪，人很多时候想得太多、太完美，但客观的现实却不以人的意志为转移，想法和客观现实之间的落差太大，自己又没有办法去化解这种不理想的状态，于是就变得焦躁。长久的焦躁会变成焦虑，会导致人莫名其妙地紧张、不安、烦躁和缺乏耐心，进而对自己的身心造成伤害，病理上的表现有心慌、心悸、胸闷、胸口胀痛、气短，常伴有失眠、多梦等。长期焦虑的人可能会失去控制情绪的能力，以至于突然情绪激动、暴躁、无故发火，甚至发疯等。生理疾病和心理疾病，是疾病发展的一体两面，我们一定要重视。

有时候焦虑是因为急切地期盼未来某件事情的结果，比如考研的结果、国家公务员考试的结果、某项目的结果、考察提拔的结果、诊断化验的结果等。总之，社会中的各个角色都有自己的想法和奋斗的目标，在目标没有实现之前可能会有一段思虑的情绪，我们要正视这种情绪，才能化解这种情绪。为了避免这种情绪的蔓延和放大，我们应该反省自己的认知能力和处理焦虑这个问题的方式。

"人生不如意事十之八九"，一件事情的成功是天时、地利、人和共同作用的结果。天时不如地利，地利不如人和。人虽然有极大的主观能动性，但很多时候成功还是要靠天时和地利的加持。环境和条件如果具备，加上人的努力就能成功；环境和条件如果不具备，大多时候努力也没有用。这是一种实事求是的心态，也是一种健康的心理。如果这样考虑问题，就会避免非黑即白、非此即彼、非左即右的简单思维方式和钻牛角尖

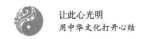
的执念。我们考虑问题应从客观因素、主观因素、人为因素，以及主观和客观交织、客观和人为交织等多角度考虑，这就是系统观念。人身体本身就是一个复杂的巨系统，天地人之间更是一个超级复杂的巨系统。考虑问题如果只考虑一方面，就会产生偏颇，产生偏颇就会出现失误。"事后诸葛亮""我怎么没有考虑清楚""我把问题看得太简单"这些口头语都说明了事物的复杂性。如果我们能冷静地分析事物发展的复杂因素，养成分析问题的能力，提升对事物复杂性的认识，我们就能提升自己的认知能力，从而做到冷静而周全地看待问题，做到"乱云飞渡仍从容"。当然，要练就这样的能力，一定要经历"不经磨难总天真"的过程。不要小看把一件事情办好的难度，既不骄傲，也不自卑，既不责怪，也不抱怨，既要谦和，也要和群，从容中道，冷静分析客观、主观、人为原因，结合天时、地利、人和因素，才能做出正确的判断，达到心理预期。少一些抱怨，少一些忧虑；多一些冷静，多一分从容，就是"淡泊明志，宁静致远"的境界。

中华传统文化教育我们"无欲则刚"，焦虑产生的根本原因是内心欲望得不到满足，这种欲望又无法熄灭。一个人长时间内心的焦虑得不到释放和化解，多种焦虑的事情叠加在一起，如果定力不够，观念狭隘，认知能力处于低维度，又控制不住自己的情绪，就会导致情绪的失控或者爆发，人从烦躁到狂躁也就是一步之遥，外界的一个微不足道的刺激，或许是一句话，或许是一个动作、一个眼神，都可能是压垮骆驼的最后一根稻草。路怒症、咆哮者、狂躁者都是这种因素造成的。所以古人教导我们对人要谦和，避免自己成为无辜的受害者。《周易》教育我们应该谦尊而光，意思是尊者谦虚而显示其美德。谦谦君子，温润如玉，社会上许多矛盾的爆发大部分是从眼神碰撞到语言冒犯，再到肢体冲突，这就要求我们要谨言慎行。

中医对焦虑的定义为心神不宁，证型多为阴虚火旺，表现为妄想，可以通过针刺、艾灸、中药、中医按摩等方式予以调理。当然，向他人倾诉，接受挚友亲人的安慰也是治愈焦虑的良药。在解除生理疾病的同时，看得开、想得通，打开心结，就能实现心理的愉悦和内心的充实。

远离焦虑这种不良情绪的影响，亚圣孟子给出了一个方法："充实之谓美，充实而有光辉之谓大，大而化之之谓圣，圣而不可知之谓神。"善良和诚信是一种品德，也是一种能力，这就是善性和德性的含义。我们抬头看一下太阳和月亮，低头看一下大地和大海，大江和大河，天地都具备好生之德。道家强调道法自然、天人合一的重要性，我们的胸怀也应该向大自然学习，海纳百川，有容乃大，虚怀若谷，谦卑为怀。历史上苏轼一生被贬三次，但他始终不忘解决人民群众的疾苦。杜甫自己住在风雨交加的茅草屋，却能写出"安得广厦千万间，大庇天下寒士俱欢颜！风雨不动安如山"这流传千古的诗句。韩愈怀揣着拯救世道人心的情怀，却被皇帝贬到潮州，他的心态经历了"云横秦岭家何在，雪拥蓝关马不前"的迷茫，最终转变为"文起八代之衰，而道济天下之溺，忠犯人主之怒，而勇夺三军之帅"的坚定。从这些历史人物中，我们可以学习到化解焦虑的方法。焦虑不可怕，可怕的是自己没有解决焦虑的文化素养和方法。文化多，方法多，这是历史的经验和教训；文化少，方法少，一个文化少的人，只会任由焦虑这种情绪发泄，而不知收敛和控制，这就是涵养文化的重要性。

随着科技和信息的飞速发展，全球化和信息化的普及，以及媒体的快

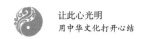
速传播，人人都有话筒和所谓的"自媒体"，导致信息碎片化和真假难辨，焦虑这种不良情绪似乎也随之蔓延。某些商业机构为了自己的利益而贩卖焦虑，比如"不能让孩子输在起跑线上""你不理财，财不理你""如果没有学区房，孩子将来就一事无成""不成功就是人生最大的失败"，这些近似荒唐的鼓动和舆论，将人生的成败与功利联系在一起。自媒体的传播导致焦虑的蔓延，商家却乘机收割韭菜。我们要具备识别这些被贩卖的焦虑的能力，让自己远离焦虑的伤害。

焦虑这种不良情绪会影响人的心理健康，需要正能量文化对其进行涵养和引导，这就体现了教育的重要性。圣人孔子有言："君子学道则爱人，小人学道则易使也。"

我们要谨记《论语》中的教诲，子曰："贤哉，回也！一箪食，一瓢饮，在陋巷，人不堪其忧，回也不改其乐。"颜回一生践行孔子的仁道，所以能坚守内心的价值取向，不为外界的诱惑所动摇，从而能做到"不改其乐"。"饭疏食，饮水，曲肱而枕之，乐亦在其中矣。不义而富且贵，于我如浮云。"他寻找到了自己人生的使命和责任，才能从容中道地做到"乐亦在其中矣，不义而富且贵，于我如浮云"的淡定和从容。

对一些利欲熏心的功利之徒，焦虑会不断重来，只有改变他们的价值观和认知能力，才能解决根本问题，否则也只是徒劳无功。由此可见，价值观、人生观、健康观念是多么的重要。

[医师点评]

焦虑与心脏病之间存在密切的关系。焦虑是一种情绪反应，当人们感到紧张、担忧或恐惧时，会释放出一些压力激素，这些激素可以导致心率加快、血压升高及血管收缩，从而增加心脏负担。正确处理心脏病与焦虑之间的关系需要综合考虑以下几个方面：①寻求专业帮助：如果患有心脏病并且感到焦虑，应进行心理咨询并规范治疗心脏疾病。北京大学人民医院率先在我国开设了"双心门诊"，既关注患者的心血管疾病，又会对患者的心理进行评估，提供最适当的建议和治疗方案。②心理治疗：认知行为疗法是一种常用的心理治疗方法，可以帮助患者管理焦虑症状，通过改变消极的思维模式和行为习惯，减轻焦虑并提高化解焦虑的能力。③药物治疗：在某些情况下，医生可能会建议使用抗焦虑药物来缓解焦虑症状。④生活方式调整：采取健康的生活方式对管理焦虑和心脏病有积极的影响，包括定期锻炼、保持健康饮食、避免过度饮酒和戒烟等。⑤支持系统：建立一个良好的支持系统对存在焦虑和心脏病的患者来说非常重要。比如，患者可以与家人、朋友或支持团体分享自己的感受和困扰。

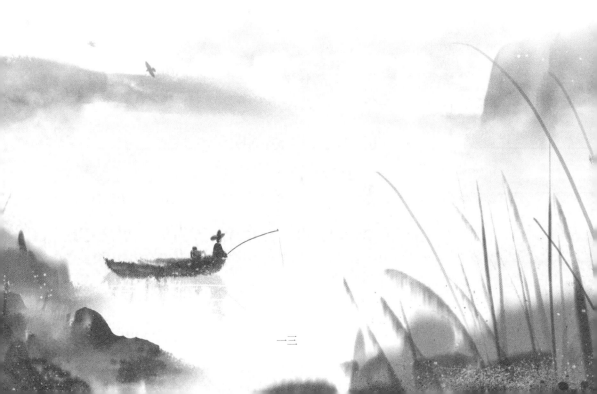

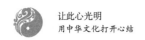
人为什么会抑郁

抑郁症是一种常见的精神障碍，以显著而持续的心境低落为主要特征，伴随着兴趣的减退和愉快感的丧失，常常影响个体的工作、生活、学习和社交能力。抑郁症可能是由多种因素引起的，包括心理因素、社会因素、家族遗传因素、环境因素及文化因素等。世界卫生组织调查显示，抑郁症影响着全球约 2.8 亿人。

根据《中国精神障碍分类与诊断标准（第三版）》，临床上抑郁症的病症标准以心境低落为主，并至少有以下 4 项。①兴趣丧失、无愉快感；②精力减退或疲乏感；③精神运动性迟滞或激越；④自我评价过低、自责，或有内疚感；⑤联想困难或自觉思考能力下降；⑥反复出现想死的念头或有自杀、自伤行为；⑦睡眠障碍，如失眠、早醒，或睡眠过多；⑧食欲降低或体重明显减轻；⑨性欲减退。如果发现自己符合其中的 4 项，就应该引起注意，要积极化解不良情绪，而不是任由这种不良情绪蔓延，影响我们的身心健康。这是我们在现代社会应该具备的基本医学常识，抑郁症以预防为主。

严格地讲，中医没有抑郁症这个病名，《说文解字》《康熙字典》也没有抑郁症这个词。抑郁症这个名词是来自西方的"舶来品"。中医学认为抑郁症是情志过极导致的疾病，强调了情志因素在发病中的作用。《素问·举痛论》云："怒则气上，喜则气缓，悲则气消，恐则气下……惊则气乱……思则气结。"怒伤肝，喜伤心，思伤脾，悲伤肺，恐伤肾。《灵枢·百病始生》中的"喜怒不节则伤脏"论述了情志致病的观点。情志问题属于西医学的"心身疾病"。《灵枢·邪气脏腑病形》记载"愁忧恐惧则伤心"；《灵枢·口问》记载"悲哀愁忧则心动，心动则五脏六腑皆摇"，由此可见，忧思"伤心"。

缺乏安全感导致的焦虑状态如果长时间得不到化解，时间久了就会伤心、伤神，此时如果未能得到及时有效的调理，这种不健康的情绪就会伤肾。忧思过度会伤脾，脾受到伤害就会导致气机滞塞，心烦不安，表现为四肢无力，没有精气神。

以上论述说明了情志过极或不良情绪长时间得不到化解，可以导致五脏功能失调、气机紊乱，产生不同的情志病症和形体病症，说明了情志因素在病因病机中的作用。

2018 年《中国城镇居民心理健康白皮书》显示，我国 16.1% 的人存在不同程度的心理问题。新加坡数据显示，2018 年 35% 的成年人患有抑郁症。从不同国家提供的公开资料中可知，抑郁症目前是一种全世界流行的心理疾病。

全球化、信息化、科技化导致生活节奏快，工作压力大，一些恶性竞争造成的"内卷"让人们不堪重负。我们只有认清了社会问题的本质，才能找到解决社会问题的方法。在资本主义社会中，人被当作机器，而主导机器的却是特别巨大的垄断集团，这就导致人在垄断集团面前的渺小和无助，个体在垄断集团面前只是一粒沙子。西方文明鼓励竞争，而世界的资源却是有限的。垄断集团之间也在竞争，导致竞争的泛滥和无序，恶性竞争带来的无序导致竞争这个系统的内卷。个体如果被卷入这个庞大的系统，就会面临心理健康问题，甚至出现心理危机。心理健康问题如果得不

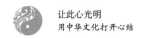
到化解，心结长时间打不开，就会导致恐慌情绪的蔓延，甚至使人游走在忧郁症的边缘。有数据显示，近3年新型冠状病毒感染疫情导致的经济的恶化，地缘政治冲突的加剧，导致全球多国青年群体的心理健康问题有激增的趋势。

新加坡《联合早报》有一则报道称，心理疾病是当前全世界面临的最大健康问题。让人惊讶的是，27%的受访者坦言，在过去一年，至少有一次曾认真考虑自杀或自残。我国的国家卫生健康委员会公布的《2022年全国人口健康调查》显示，国人的心理健康欠佳比率从2020年的13.4%，增至2022年的17%。其中，介于18岁到29岁的年轻人比率最高，达到25.3%。

抑郁症患者往往缺乏家人和朋友的支持，有数据显示，在抑郁症患者中，能得到治疗的仅占10%。这是我们应该关注的问题，也是党的十九大报告中强调的，"加强社会心理服务体系建设，培育自尊自信、理性和平、积极向上的社会心态""发挥社会组织作用，实现政府治理和社会调节、居民自治良性互动"。

[医师点评]

抑郁症是一种非常复杂的心理性疾病，受多重因素影响，如心理因素、社会因素、家族遗传因素、环境因素及文化因素等。而压力性生活应激事件的刺激、父母的抚养方式、教育方式及家庭环境等因素对抑郁症的影响也很大。日常生活中，当经历持续的工作压力、人际关系问题、经济困难等，也会诱发抑郁症。抑郁症患者的父母大多数经常争吵，甚至有暴力倾向，父母离婚，经常责骂孩子，父母忙于工作疏于关注、关心孩子，这些负面生活经历都与抑郁症的发生有关。我们有了这方面的医学知识，就能提升对抑郁症的认知和重视程度，减少抑郁症发生的概率，有序地化解这种问题，营造理性平和、积极向上的社会氛围。如果出现了长期心情不好、对事物提不起兴趣等症状，应及时就医，获得规范的指导和帮助，不能讳疾忌医，丧失最佳的诊断与治疗时机。

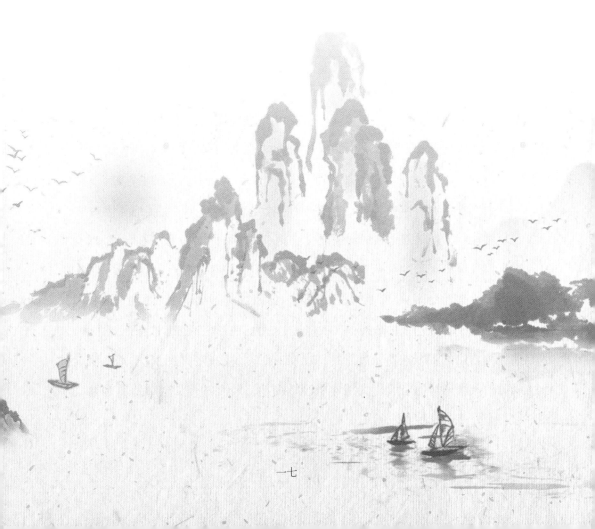

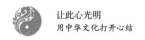
远离人性的两大弱点

我们必须承认，人性是有弱点的，比如嫉妒和抱怨，就是生活和工作中经常会遇到的人性弱点。需要通过学习来提升自己的觉悟、觉醒、认知能力。学至气质变，这就是学习的重要性。古代圣贤告诫我们，远离嫉妒和抱怨，这个人就具备了成大器的基本品德。

负荆请罪这个典故我们都很熟悉，出自《史记·廉颇蔺相如列传》。廉颇是战国末期赵国的名将。赵惠文王时期廉颇作为赵国的大将率兵攻打齐国，把齐国打得大败，夺取了阳晋，因为指挥有方，廉颇被拜为上卿，其勇猛善战之名传遍了各诸侯国。蔺相如是赵国人，做过赵国宦者令缪贤的门客，后受赵王派遣，带着稀世珍宝和氏璧出使秦国，完璧归赵后得到赵王的欣赏，受封为上大夫，职务和声望都很高。

不久，秦国举兵攻打赵国，夺取了赵国的城池，秦国派使者告诉赵王，说愿意与赵王重修旧好，要在西河以外的渑池（今河南渑池县境内）与赵王相会，这就是著名的渑池之会。赵王畏惧秦国的强大，不想去和秦王见面。廉颇与蔺相如商量说："大王如果不去和秦王会面，会显得赵国软弱胆小害怕秦国。"在两人的劝说下，赵王决定赴会，蔺相如随赵王同去，而廉颇在边境陈兵布局，文武之道，一张一弛。在渑池之会上，蔺相如凭借自己的睿智与秦王展开针锋相对的斗争，使赵王免受秦王的羞辱，而廉颇拥军坐镇边境又使秦王不敢轻举妄动，最后赵王安全回到了赵国，取得了外交上的胜利。

渑池之会之后，赵王封蔺相如为上卿，蔺相如的官位比廉颇高一级。廉颇心里就不服气了，产生了嫉妒和怨恨。他对周围官员说："我能成为赵国的大将，凭的是奋勇杀敌的勇猛精神，可是蔺相如只凭着能言善辩就立下功劳，职务比我高。而且蔺相如出身卑贱，仅仅是一个门客出身，我觉得这是对我的侮辱，我忍受不了这样的侮辱！如果让我碰见蔺相如，我一定要好好地羞辱他一番。"蔺相如听说了这件事，知道廉颇心生嫉妒和怨恨，便刻意避免和廉颇见面。蔺相如每到可能碰到廉颇的公共场合，常推说有病早早离去，不愿和廉颇争高低。有一次，蔺相如出门，远远望见廉颇的车队，就叫自己的车子绕道躲开了。廉颇见蔺相如如此避让自己，心中十分得意，觉得这一切都应该如此，蔺相如本身出身就卑贱，就应该回避自己。

蔺相如的门客看到自己的主人如此谦卑，心里非常不服气，就对蔺相如说："我们是因为仰慕您的崇高品德和不畏强权的勇气，才抛家舍业追随您。现在廉将军在外面说您的坏话，您不仅不敢回敬他，还处处躲着他。您这么怕他，就连我们这些门客都替您感到羞愧！我们也帮不上什么忙，我们准备辞职回家！"蔺相如却心平气和地对他们说："你们觉得廉将军和秦王哪个厉害？"门客回答："当然是秦王。"蔺相如又问："像秦王那样威武的君王，我都敢在秦国的朝廷上斥责他，羞辱他的群臣，我难道会怕廉将军吗？我只是觉得，强大的秦国之所以不敢轻易发兵攻打我们赵国，就是因为有我们两人在。如果我们两人相斗和内耗，则两虎相斗必有一伤。我是因为顾及整个国家的安危，才把个人的恩怨放到一边。"

这些话传到廉颇耳朵里，廉颇感到非常惭愧，觉得自己的嫉妒之心、抱怨之心、怨恨之心、狭隘之心差点误了国家大事。于是便脱掉自己的上

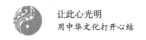
衣，背上惩处罪人用的荆条，由宾客引着到蔺相如府上诚心诚意地谢罪。他对蔺相如说："我是个糊涂的小人，不知道您是如此宽厚的人啊！"从此廉颇、蔺相如两个人成了生死之交，同心协力保卫赵国。

韩愈在《师说》中教育我们："无贵无贱，无长无少，道之所存，师之所存也。"只有通过学习圣贤的经典书籍，才能走出自己狭隘的认知，这就是学习的重要性。嫉妒和抱怨是普通人所具有的人性弱点，这种人性弱点会损害自己的心性和心情，嫉贤妒能是做人的大忌。一个人的能力和智慧是有限的，要干成一番事业，必须群贤毕至，发挥群策群力。一个人面对困难老是抱怨，抱怨久了，就会产生抱怨之心、怨恨之心，这些心理活动都是不健康的，需要学习历史和圣贤的智慧来提升自己的认知。认知提升后就可以提升战胜困难的能力。比如洪水冲垮了我们的房屋，我们抱怨自己命不好，运气不好，怨恨老天爷总是下雨，冲垮了自己的家园，这样对解决问题有益吗？显然是没有的。只有抱着克服困难的决心，用实际行动建好自己的家园，才能解决问题。

唐代诗人王之涣在《登鹳雀楼》中写道："白日依山尽，黄河入海流。欲穷千里目，更上一层楼。"这首诗鼓励我们要有远大的视野和胸怀，不要被眼前的困境所困扰，不要嫉妒他人，不要抱怨自身，而要立志高远，用宽阔的心胸去战胜生活中的苦难。既不怨天尤人，也不自暴自弃，践行"自强不息，厚德载物"的历史精神。

[医师点评]

怨恨之心、嫉妒之心与心血管疾病有着很大的联系。心血管疾病患者发病时间越久，病情越严重，症状越多发，疗效越差，心情也会越来越差，脾气越来越大，产生怨恨之心，不仅对自己和家人，甚至对医生、护士都会产生各种抱怨，对身体健康的人会逐渐产生嫉妒之心。长期的嫉妒和抱怨情绪反过来也会导致身体的生理变化，如心率加快、血压升高和血管收缩、心功能变差等，这些生理变化可能增加心血管疾病的风险。此外，抱怨和嫉妒也会导致消极的情绪和行为发生，如焦虑、抑郁、愤怒等，这些情绪和行为也可能对心血管健康产生负面影响。

中华传统文化中对远离嫉妒和抱怨有很多有益的建议。儒家强调仁爱；道家主张放下执念，不要过于执着于自己的欲望和期望，要学会顺其自然、随遇而安；佛教教导人们要修习慈悲心，对所有生命都怀有善意和同情，从而消除嫉妒和抱怨。《中庸》提出了"中道"的观念，中道强调适度、平衡和调和，避免走向极端。在处理嫉妒和抱怨时，建议遵循从容中道的原则，保持自己心态的平和与稳定。

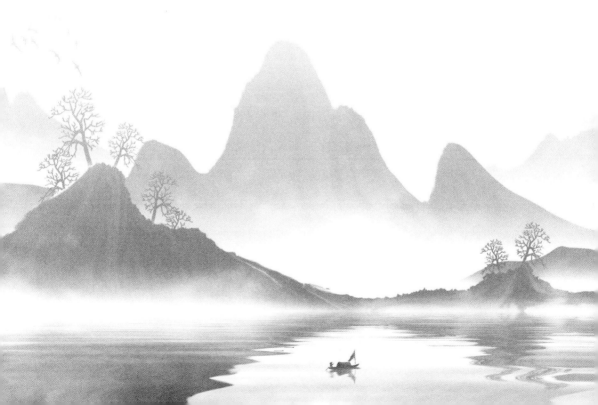

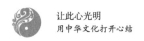

世学不讲，
男女从幼便骄惰坏了

　　钱穆先生曾经告诫我们："任何一国之国民，尤其是自称知识在水平线以上之国民，对其本国已往历史，应该略有所知。所谓对其本国已往历史略有所知者，尤必附随一种对其本国已往历史之温情与敬意。"

　　"世学不讲，男女从幼便骄惰坏了。"钱穆先生在《湖上闲思录》中是这样解读这句话的："这里惰字却是中国人之真病。惰了便骄，骄即惰之外相，亦是惰之内情。其所以惰者，则由其生活闲散，不紧张，不迫切。"随着社会的进步，温饱问题已经解决了，可是人们精神的愉悦与内心的充实却没有完全实现。人生不能仅仅局限于吃喝玩乐，孟子在几千年前就警告我们："人之有道也，饱食、暖衣、逸居而无教，则近于禽兽。"意思是，人是有善良这种天性的，但吃饱了、穿暖了、住安逸了却不加教育，就和禽兽差不多。

　　朱熹在《小学集注·嘉言》中说："世学不讲，男女从幼便骄惰坏了。到长益凶狠，只为未尝为子弟之事，则于其亲己有物我，不肯屈下。病根常在，又随所居而长，至死只依旧。为子弟则不能安洒扫应对；在朋友则不能下朋友；有官长则不能下官长；为宰相则不能下天下之贤。"

　　由此可见，人必须要实现心灵的愉悦与精神的充实，这样人才有价值感和成就感。人如果没有责任感、使命感，只知道吃喝玩乐，这样的人生还有什么意义？随着互联网技术的普及，智能手机的普遍运用，人人抱着一部手机，刷视频、看直播、读小说，满足自己的猎奇心理、寻觅自己感兴趣的知识点。而推送有关信息的机构，运用大数据技术掌握每一位浏览者的爱好与兴趣，源源不断地推送信息。沉溺于其中的浏览者在这样的环境中，会如温水煮青蛙般逐渐丧失独立思考的能力，变得麻木与愚昧而不自知。试问一下，刷手机三年能给我们带来什么？我们玩手机三年，其实是手机玩了我们三年。那些庸俗、媚俗、恶俗的内容，能满足我们内心的充实与精神的愉悦吗？每天刷娱乐节目，我们就会感到幸福吗？人玩游戏、刷视频的时间越久越沉溺，人的性格就会越暴躁、浮躁，表现出傲慢与惰性。人性中本来就有好逸恶劳的弱点，这种弱点需要提升自己的观念与认知来克服，从而提升自己对人生的认知能力与思考能力。在网络上寻求精神的愉悦与实现内心的充实，实践证明这是不可能的。

世学，指的是世代相传的学问。世学是支撑中华民族五千多年绵延不绝、源远流长的学问。中华民族传统的世学主要指四书五经。1840年鸦片战争以后，来自西方的资本主义和帝国主义国家凭借着坚船利炮不断地蹂躏弱小民族和国家，中华民族奋起直追，学习科学与民主，这其中不免忽视了支撑中华民族五千年的世学教育。世学之中饱含着中华民族的民族精神与历史精神，这就是学习世学的重要性。元朝衰败了，明朝来了；明朝骄惰了，清朝来了；清朝的八旗子弟骄惰了，辛亥革命起来了；国民党骄惰了，中华人民共和国建立了。由此可见，一个朝代可以衰败，而支撑中华民族的民族精神与历史精神不能骄惰。这就是顾炎武所说的："保国者，其君其臣肉食者谋之；保天下者，匹夫之贱与有责焉耳矣。"天下兴亡，匹夫有责。西方国家由于骄惰，衰败了就一蹶不振，这是西方历史已经验证过的客观事实。中国历史的特点却是一个朝代衰败了，中华民族还

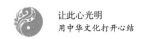
可以重新站立起来，这是中西历史的一个差异点。而支撑中华民族自强不息、绵延不绝的就是世学。

"骄惰"二字同"骄堕"是一个意思，骄纵怠惰。历史上的唐太宗用"骄惰"这个普通人容易犯的毛病战胜了突厥。范文澜、蔡美彪等著的《中国通史》第二章第六节中记载："唐太宗对朝臣说，我不打突厥，反送给金帛，为的让他们骄惰，以便一举消灭。"由此可见，骄惰是需要克服的负面品质，李世民深知这种品质的危险性，所以送给突厥金帛，让他们志气骄惰，沉溺于花天酒地，不思进取，待到时机成熟，一举歼灭。这是李世民用兵的高明之处，他深知"攻心为上"的重要性。

当年李世民在渭水之耻中，运用了突厥的"贪得无厌"，让岌岌可危的大唐渡过难关。当时的历史背景是突厥害怕唐朝统一以后国力更加强大，直接威胁突厥在唐朝的利益，也惧怕唐朝强大后会征讨突厥，所以，突厥不断地入侵唐朝的领地。渭水之耻已经是突厥第八次大举入侵唐朝，颉利可汗与突利可汗率十万之兵，兵分三路直奔陕西武功、高陵、渭水，主力直驱渭水。千古一帝李世民镇定自若，冷静机智地处理危机。派尉迟恭率军渡过渭河阻止突厥，大破突厥于泾阳，但是并不能阻止突厥与颉利的联军。当时的长安城内兵力不足一万，征发的全国各地的州兵都未能到达，唐太宗李世民认为："即位日浅，国家未安，百姓未富……一与虏战，所损甚多。虏（此处指颉利与突厥）结怨既深，惧而修备，则吾未可以得志矣。"唐太宗听取大臣李靖的建议"请倾府库赂以求和"，同时布局让李靖带领一支军队从灵州南下，准备断突厥的退路。用有限的兵力把军旗布局得好像有许多兵力，以便迷惑突厥，军队严明有序，威严有加。一切准备就绪后，唐太宗带着高士廉、房玄龄等六人与颉利和突厥隔水对话，希望停止战争，并用金钱利诱颉利和突厥，从而达成合约，颉利、突厥退兵。这就是历史上著名的渭水之耻。

唐太宗遭受渭水之耻后，他励精图治，亲自训练将士，制造兵甲，任贤选能，广开言路，群贤毕至，发挥群策群力，数年之间，国富民强。等到突厥内乱之时，一举歼灭突厥，成就了大唐盛世的文治武功。由此可见骄惰的危害性。

扫洒应对也是世学中的重要内容，包括如何讲礼貌，如何做事有规矩，如何尊老爱幼、尊重残疾人。朱熹《大学章句·序》："人生八岁，则自王公以下，至于庶人之子弟，皆入小学，而教之以洒扫、应对、进退之节，礼乐、射御、书数之文。"扫洒的意思是洒水扫地，酬答宾客。我们从中能感受到中华民族的历史精神和民族精神，由此可见世学的重要性。中华民族是礼仪之邦，如何在生活、学习、待人接物、人际关系之中体会和把握这种礼仪就显得更加重要。我们应该在孩童时期就进行扫洒应对这样的引导教育，而不是一味地考试和进行知识灌输。

[医师点评]

儒家认为富贵之人应当懂得不去骄纵、不去炫耀，这样的行为才是高贵的表现。这意味着即使在物质条件优越的情况下，也应该保持内心的谦逊和对社会的责任感。《大学》中提到"大学之道，在明明德，在亲民，在止于至善"，这表明了个人应当追求道德的明晰，亲近民众，并且努力达到至善的境界。道家追求"天人合一"的和谐境界，这要求人们在内心和行为上与自然保持一致，不放纵自己的欲望，保持内心的平和与谦逊。儒家强调自我反省的重要性。佛教中的因果律（因缘果报）教导人们，一

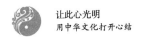

切行为都有其后果，骄纵和放纵的行为最终会导致不良的果报。法家主张通过法律来限制个人的过度自由，确保社会秩序的稳定。儒释道都在强调不要有骄惰这种不良的习性，这都是为了建设一个良善有序、守望相助的美好社会氛围。

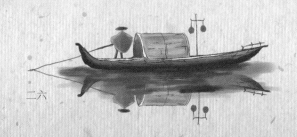

心大则百物皆通，
心小则百物皆病

《现代汉语词典》对心结是这样解读的，心结指心中不易解决的问题。心藏神，心接受外界的刺激，负责认识与分析外来刺激。《素问·灵兰秘典论》记载："心者，君主之官也，神明出焉。"心主宰全身，是君主之官，智慧由此产生。人的十二脏腑紧密相连，协调统一，各司其职，守土有方，守土有责，守土有序，脏器之间密切配合，方能良性运转。人体是一个超级复杂的巨系统，无论哪一个脏腑出现病变，都会引起系统和全局的疾病。十二个脏腑尽管职责不同，但相互之间必须协调统一，不能脱节。如果君主之官的心有问题，那么其他脏腑也会有问题，各器官无法正常发挥自己的功能，身体就会受到伤害。由此可见，保护心脏、涵养心脏是多么的重要。现代人的压力大，工作节奏快，信息化、大数据不一定带来认知的提升，但一定带来认知的偏差与狭隘。这就需要我们涵养自己的心，不要让自己的心乱、心衰、心病、心死。打开自己的心结，不要出现"哀莫大于心死"的不良现象。心结如果没有打开，时间久了，身体就会形成淤堵，气血不能正常运行，淤堵时间久了，就会形成肿瘤，肿瘤得不到及时的治疗，就会出现癌变。不通则痛说的就是这个道理。

《黄帝内经》关于气结的解读是这样的："思则心有所存，神有所归，正气留而不行，故气结矣。"意思是，忧思过多就会使心气凝滞，精神偏滞，气不能畅行周身，导致正气滞留而不能运行，所以说是气结。

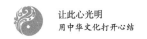

心结和气结都和思虑、心神有关。这就告诫我们要守护好自己的心神。"心大则百物皆通，心小则百物皆病"，出自朱熹《近思录·为学大要》，意思是，一个人的心胸如果宽广，无论遇到什么事情都会通达；一个人的心胸如果狭小，无论遇到什么事情都会有心理问题。说明一个人要心胸宽广，要有海纳百川、有容乃大的气魄。心胸如果狭隘，则看山不是山，看水不是水，问题出在了自己的心结上。实际上山还是山，水还是水，只是自己的心结没打开，心神出了问题。

举一个生活中的场景来说明这句话的重要性。"路怒症"是一种危险的驾驶行为，指的是带着愤怒的心情开车。这种不良行为具有攻击性，因而具有危险性，包括威胁公共安全。此类行为包括：粗鄙的手势、言语侮辱，以及故意用不安全或威胁安全的方式驾驶车辆或实施威胁。这种行为最早产生于美国。"路怒"一词被收入新版牛津词语大辞典，用以形容在交通阻塞的情况下开车时司机的压力与挫折导致的愤怒情绪，这种情绪一般是由于平时积累的情志压力、工作压力、社会压力、干群关系压力、情感压力等多种压力叠加在一起导致的，自己又没办法化解，遇到堵车或各种不良路况带来的挫折情绪就爆发了。控制不住自己的情绪，失去理智，就会突然袭击他人的汽车，有时无辜的同车乘客也会跟着受害。目前医学界把"路怒症"归类为阵发型、突发性暴怒障碍，指多重的怒火爆发出来，猛烈程度叫人防不胜防。"路怒症"发作的人经常会口出威胁，做出危险的举动，甚至毁损他人财物，也就是攻击性驾驶。有研究表明，相当多的司机都有这些症状。如果我们在开车旅游的时候，遇到堵车，天气又热，我们遇见了"路怒症"，要如何处理呢？跟"路怒症"较劲，非得要一个说法，这种想法就比较幼稚和简单。也就是说，你在和一个病得很重的"路怒症"司机辩论谁对谁错，这结果一定是两败俱伤。合理的做法应该是保留证据，及时报警，或者是"敬而远之"，这叫远离矛盾中心，以免引火上身。

从以上处理问题的方法上可以看出一个人的认知水平。人与人的区别，在一定程度上取决于认知水平。有水平的人处理矛盾时，将复杂问题简单化（远离矛盾就是不陷入矛盾的纠缠之中）。缺乏水平的人，将简单问题复杂化（遇见"路怒症"，非要去和一个情绪失控、神志失常的患者讲道理和讲法律，和非要与一个精神障碍患者或者醉酒者讲哲学是一个道理，不仅耽误时间，还可能受到身体伤害和情感伤害，反而会引起新的矛盾）。

如何才能做到"心大则百物皆通"呢？这就需要提升我们的认知水平和处理问题的格局。这种认知水平和格局需要读万卷书，行万里路，做万件有价值有意义的事情。在这个过程中，去提升自己的认知和格局，从中也可以找到自己人生的价值和意义，也就避免了"心小则百物皆病"。

[医师点评]

情绪管理是指个体对自己情绪的认识、理解、调节和表达的能力。良好的情绪管理能力有助于减轻压力反应，增强心理的抵抗力和适应能力，提升生活的幸福感和满意度。然而，如果情绪管理不当，长期处于负面情绪中，可能会导致心理和身体上的疾病。"心大则百物皆通，心小则百物皆病"，精辟地告诉我们：心胸开阔、虚怀若谷的情绪可以促进身心健康；心胸狭隘就会导致心理疾病。

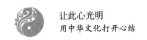
正心，以应无穷

中华传统文化经典书籍——《大学》，开篇第一句是："大学之道，在明明德，在亲民，在止于至善。"强调了教育的方向和目的是明德、亲民、止于至善。这里的亲，应该当作新，即革新、自新的意思。使人的道德达到最完善的境界，这就是《大学》教育的目的。

一些资本主义国家在外靠战争掠夺财富，在内则高扬所谓的民主、自由、法治。比如具有表演性质的投票与选举，只重视数量，却不重视质量。中华传统文化强调的是良质良才，选贤与能，俊杰在位，贤均从众。先注重质地良善的人才，再重视人才的数量，才能群贤毕至，花团锦簇。孟子早在两千多年前就告诫我们："养老尊贤，俊杰在位，则有庆。"尊贤育才，以彰有德。这些经过历史检验的选人用人策略，难道不是最大的民主？纵观中国历史，从秦朝以后有一个历史特点，如果一个朝代不是腐朽和堕落到极点，维持一二百年是可以的。千古一帝秦始皇创立的中央集权——郡县制，延续千年，在现在的行政管理中仍有体现。《中庸》提出的"今天下车同轨，书同文，行同伦"，从秦朝开始践行，到汉唐盛世落实，这就是中国博大精深的历史与文化的根基。中国历史还有一个特点，朝代虽然衰败了，但中华民族可以重新复兴。西方狭隘的民族观念和国家观念导致战争经常发生，西方的历史特点是一旦衰败就很难复兴。中华民族这种愈挫愈勇、厚德载物的文化精神是伟大的、坚毅的、博大精深的。

自工业革命以后，资本主义国家携带着坚船利炮，到全世界去抢夺财富和资源。资本主义国家秉承着弱肉强食的丛林法则，横扫弱小民族和腐朽不堪的国家，资本主义的教育观念也流行于全世界，目前世界流行的教育是工具教育、技能教育、功利教育。钱穆先生就曾经批评民国教育是实利主义和模仿主义。

实利主义的问题在于忽视人的内在价值，模仿主义的问题在于照猫画虎，病根在于没有正心。中华传统文化对科学的态度是正德、利用、厚生。中国传统教育的观念就是强调学术要有正气。缺乏道德、品德、人格、正德、厚生的教育，不是正心的教育。缺乏仁爱之心、仁者爱人的价值观的教育，肯定是失败的教育。实利教育中的工具教育，其目的只是学一门谋生的技能，这样的教育是狭隘、自私、冷漠的，教育的人才也将会成为精致的利己主义者。实利主义与模仿主义的教育需要中华传统文化人文关怀（仁者爱人）的涵养。韩愈云："师者，所以传道授业解惑也。"道是公器，大道之行，天下为公，道是服务社会大众事业的。业具有业务性，专业性。教育如果缺乏正心、修身、齐家、治国、平天下的格局与视野，缺乏道德与品德的涵养，一味地进行知识灌输，实际上对受教育者也是一种伤害。只学一种狭隘的专业，对社会发展的趋势、历史发展的趋势、文化与教育事业的责任，只要不是自己专业的事，一概不管、一概不问，只知其一不知其二，只见树木不见森林，如盲人摸象，这种教育能说是"传道授业解惑"吗，或者说这是让人放心的教育吗？

儒家八条目强调：格物、致知、诚意、正心、修身、齐家、治国、平天下。格物，王阳明是这样解释的，格，正也，物，事也，正确地认识事物。其中要求我们要正心。天地之间有正气。由此可见，心正与正心是中华优秀传统文化对我们如何做人的基本认知和要求。

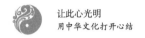
"郑卫之音，亡国之音"，这是圣人孔子教育人的基本法则，这其中就强调了心正与正心的重要性。音乐不正，可致亡国，可见音乐的主题和主旋律是多么重要啊。

只有心正，才能做到正心，为天地立心，为生民立命，为往圣继绝学，为万世开太平。这里的心，就是中华民族的文化之心。东汉末年，中国历史经历了显著的衰败过程。这一时期，政治腐朽黑暗，很多人的人生没有希望，人活着总要有个希望与预期的，这时候佛教东来，于是佛教成为人们信仰的一部分。经历东汉、三国、两晋的黑暗，又经历五胡乱华，到南北朝、隋朝统一，才造就了大唐的盛世。这时候起到作用的是儒家的仁政和善政的文化底蕴、法家的秩序意识，以及中国化的佛教——禅宗，禅宗实际上是儒学和佛教融合的结果，其核心都是心正与正心。

人要正心，教育要先正。人要觉醒，教育先觉醒。教育要觉醒，首先是文化要觉醒。文化觉醒，方能避免实利教育与模仿教育带来的弊端。纵观历史上的改革，基本都秉持守正创新的法则，仔细观察历史的改革，守正大于创新，守正的力量占80%，历史的改革经验是：我们只能在有限的20%内进行改革。这是历史上改革成功的真相，也是辩证法的要义所在。大拆大建、极左极右、推倒重来、破"四旧"……这些激进的口号都是幼稚和不成熟的，社会的进程不是一两句激进的口号就能改变的。文化传承、社会习惯、约定俗成、生活习惯等都有自己的惯性，不是急刹车就能制止的。虽然可以用强制与压制来保障一项不成熟政策的落实，但是"其锋不可挡，其势不可久"，这也是历史上改革的教训与经验。

守成与革新、传统与现代、习惯与改革这些都需要在合理的中庸之道下春风化雨，这是文化涵养需要用心和用功之处，而不是重构一切、推倒一切，这种激进的思维是幼稚和不成熟的表现。

《中庸》告诉我们："君子尊德性而道问学，致广大而尽精微，极高明而道中庸，温故而知新，敦厚以崇礼。"这种对学问的追求难道不正大而光明吗？由此可见，中国传统教育的首要任务是"德性"的涵养，"德"者，"得"也。道德的"德"和得到的"得"是通音字。只关注专业性的实利教育和模仿教育是不会有这种情怀和价值观念的。这是值得我们注意的地方，也是教育认知的方向。

师道传承着教书育人的使命与责任，我们应该反思实利教育与模仿教育带来的问题，方向确定之后，再久久为功，久久为善地予以改进，这就是"立德树人"的教育方向。

[医师点评]

"正心"是中华传统文化的精髓所在，是个人修养与道德实践的起点。一个人只有正心之后，才能践行"修齐治平"的远大理想。现代医学表明，正念对健康的作用有以下几个方面的具体体现。①减轻压力和焦虑：正念练习有助于降低压力水平，改善情绪状态，对于心理和情感障碍具有积极的治疗效果。②提高免疫力：有研究表明，正念可以提高人体的免疫系统功能，促进与积极情感相关的脑电活动水平。③改善记忆力：规律的正念练习能够增加大脑海马体中的脑灰质密度，从而提高记忆力。④减少慢性疼痛：正念也被用于慢性疼痛的管理，帮助患者更好地处理疼痛感受。⑤延缓细胞老化：有研究显示，正念可能影响染色体的端粒长度，从而推迟细胞的老化过程。

正念作为一种心理和情感调节的工具，已经被广泛应用于个人成长、临床治疗及工作场所中，以促进人们的身心健康和提高人们的生活质量。

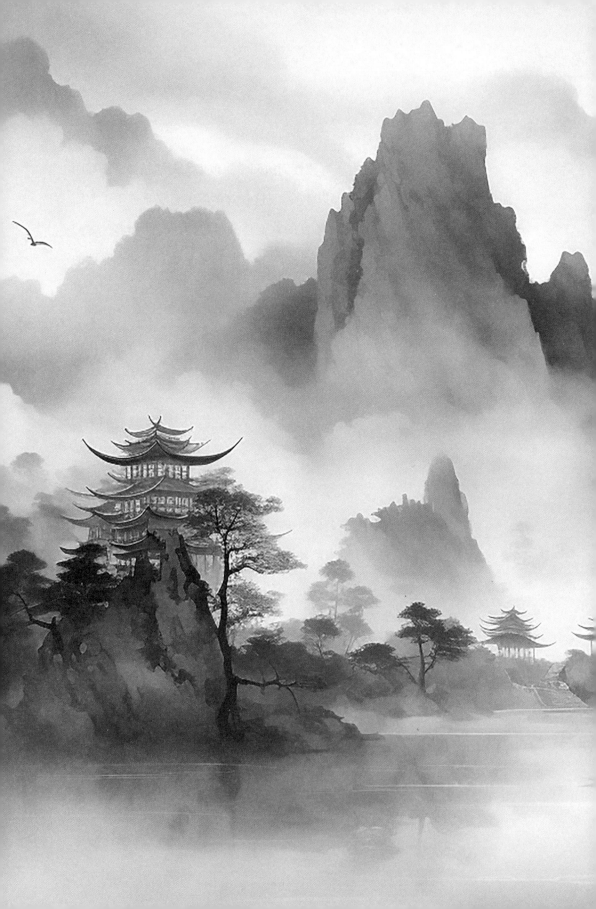

人如何才能少得病

《黄帝内经》云："夫百病之始生也，皆生于风雨寒暑，阴阳喜怒，饮食居处。"意思是，百病生于六气、阴阳不调和、情志不顺畅。六气是风、寒、暑、湿、燥、火六种正常的自然界气候的统称。阴阳相移，寒暑更作，气候变化都有一定的规律和限度。如果气候变化异常，六气发生太过或不及，或非其时而有其气，以及气候变化过于急骤，超过了一定的限度，机体不能与之相适应的时候，就会导致疾病的发生。于是，六气由对人体无害转化为对人体有害，成为致病的因素。饮食不规律、居住的地方不适宜、情志不顺畅，也会导致身体生病。

现在我们生活环境好了，物资丰富了，导致人得病的原因主要在于情志。中医学和中华传统文化认为：恨人伤心、怨人伤脾、怒人伤肝、恼人伤肺、烦人伤肾，是病者，实因人心中生毒而种根，由心理病转为生理病。由此可见，疾病的根源是自己的情志过极，进而在五脏凝聚的结果，中医学认为这是五毒的表现，五毒包括怨、恨、恼、怒、烦。人是有感情的，有感情就有情绪，人又是社会性的，愿望如果不能实现就会产生怨气，时间久了就会产生怨恨之心。自己的理想和想法如果不能实现，就会产生烦恼，人际关系处理不好，也会产生烦恼，这些都是客观存在的。由于人际关系和事情的发展不以人的意志为转移，人就会产生愤怒这种情绪。所以我们要涵养控制情绪的能力，不要让"五毒"任性地发展来伤害我们的心理。

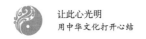

生病在某种程度上说是老天提醒我们做人要有敬畏之心、要有知天命的认知，要懂得珍惜时间、珍惜生命。笔者体会过一次因腰椎间盘突出导致的腰痛，那时躺在床上翻身很艰难，起床上厕所更艰难，更别说走路、乘车、工作、参加活动等日常行为，总之，干什么都非常不方便，手头许多重要的事情没法继续完成，突然感觉到"心有余而力不足"之痛苦。笔者通过中医正骨医师治疗之后，腰椎问题得到了解决，疼痛随之缓解。此后便领悟到天命是有限度的，于是更加珍惜时光，明白了敬畏天命也是一种心理成熟的表现。人在生病时，能领悟许多人生的道理。生病是痛苦的，经历磨难也是痛苦的，唐僧取经要经历九九八十一难，红军要经历二万五千里长征，还有十四年艰苦卓绝的抗日斗争，四年浴血奋战的解放战争。毛泽东主席说过："天若有情天亦老，人间正道是沧桑。"也就是说，人间所有的正道、正义的事业、正大光明的事情都不是容易完成的。健康快乐、幸福祥和的生活是我们向往的，也是不容易得到的。

人怎样才能少得病呢？唐朝的孙思邈在《千金要方》中告诫我们："夫养性者，欲所习以成性，性自为善……性既自善，内外百病皆悉不生，祸乱灾害亦无由作，此养生之大经也。"意思是，人之初性本善，我们涵养天性，需要不断修炼善良的本性，如果我们能做到止于至善，本性自然向善，即使不修炼，也会处处顺利。本性自然向善，内外百病都不会发生，各种祸乱灾害也不会无缘由地发作，这是"养性"的最高目标。

一代名医孙思邈认为：养生贵在涵养善良这种天性，养性必须以涵养德行为要，这是做人之道，养生更应如此。"天地有好生之德""德高人长寿""大德曰生"都说明了生命和品德、道德的关系。"天性"是人的根本，即"本性"，表现为"心性"，谚语"江山易改禀性难移"就说明了本性和天性的重要性。人之初，性本善是一种德性，中华传统文化把生命的价值和意义与人的道德修养联系在一起。在客观现实中，人的善性会被复杂的社会现象所蒙蔽，所伤害，也会被坏人利用。比如有人卖惨，骗取好心人的善款，这是一种没有道德底线的行为，当我们心中的善良被伤害后，就会很苦恼，也很郁闷。所以孟子教导我们："徒善不足以为政，徒法不足以自行。"意思是，只有善良的想法不足以处理国家的政务，只有严苛的法令不能够使法律自己产生效力。说明治国理政不是一件容易的事情，同时警醒我们，善良也要把握分寸和尺度，这就是"菩萨心肠，霹雳手段"的深刻含义。

想要通过止于至善的修养，提高我们的道德素养和道德情操，逐渐找回和回归人的善性、本性，需要"学问之道无他，求得放心而已""善教得民心"的功夫。这是中华传统文化和中医学指出的大道，强调了道德修养与疾病之间的关系，也强调了道德修养的重要性。

"人吃五谷得百病"，这是我们熟知的一句谚语。吃得不合理，吃得不健康，吃得不安全，都可能导致疾病，这也是国家强调食品安全的意义所在。

[医师点评]

老百姓经常问一个问题："为什么有的人长命百岁、健康无忧，而有的人却频繁生病、命不长久？"答案其实并不复杂，少部分长寿者是因为拥有长寿基因，而大部分长寿者是因为注重后天调养。关于后天调养，除自身难以把控的社会因素、经济因素、食品安全因素以外，以下多个因素均应认真考虑。①营养均衡：合理膳食是健康的基石。②按时进行免疫接

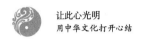

种：疫苗是预防传染病的重要手段。③定期体检：定期体检有助于发现潜在的健康问题。④心理健康管理：压力和焦虑均可对身体产生负面影响。⑤戒烟限酒：戒烟和限制酒精摄入可以显著降低患病风险。⑥个人卫生习惯：勤洗手、正确处理食物、避免接触传染源等个人卫生习惯对于预防感染性疾病至关重要。⑦适量运动：每周至少进行150分钟中等强度的有氧运动有助于健康，如快走、慢跑或骑车。⑧遵循医嘱：如果患有慢性疾病（如高血压、糖尿病等），应严格遵循医生的治疗建议。⑨安全意识：提高安全意识可以减少意外伤害的发生。⑩环境健康：居住环境的质量对健康也有重要影响。

后天调养是一个综合性的过程，涉及生活方式、医疗保健、心理健康、道德素养、道德情操等多个方面。通过采取上述预防策略，我们可以有效地降低患病风险，提高生活质量，享受更健康美好的生活。

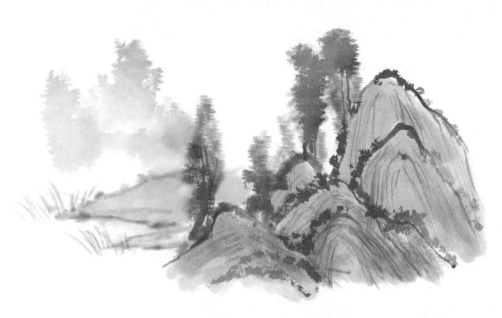

欲尝甜瓜自己种，
自种苦瓜自己尝

我国的戏曲包含着大量的人生哲理，做人的智慧，以及劝人向善的价值取向，应该大力弘扬和传承。这些有着几百年生命力的中华传统文化所弘扬的价值观念是中华文化的根基，如果传媒机构、教育机构、宣传机构能将其用新媒体的渠道大力传播，就能改变某些自媒体庸俗、低俗内容流行的局面，也可以起到移风易俗、教化人心的效果。丰富的戏剧包含许多中国历史中的重大事件，而中国历史又是世界上最系统、最全面的"历史百科全书"，本身就包含了大量的治国理政的智慧，许多经典的戏剧家喻户晓，起到了春风风人、春风化雨的教化作用。

《三娘教子》是一则非常有名的京剧，演绎的是一段明代传奇，这个故事被传颂至今，尤其是经现代著名戏曲家梅兰芳的传播，更是广为流传，深入人心。故事讲的是明朝时期，有一个儒生叫薛广，从家乡到镇江经商。薛广家中有妻子张氏，妾刘氏、王氏（三娘）。刘氏为薛广生了一个儿子，名字叫薛倚。家中有一老仆人叫薛保。薛广在镇江经商挣了很多钱，因为生意繁忙，就让老乡给家里带回许多黄金。不料这个老乡见财起意，利欲熏心，想独自霸占薛广这笔财富。快到家乡的时候，这个黑心的老乡买了一口棺材，停在薛广家附近的郊外，和人说是薛广的灵柩，并回乡报知张氏、刘氏、王氏等，她们一听到这个消息，顿时如五雷轰顶，失去了主张，她们抱头痛哭，并急匆匆地将薛广的灵柩予以安葬。从此之

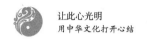

后，他们家也就渐渐地开始衰落，张氏、刘氏因为不能忍受由奢到俭的生活状态，先后改嫁。唯独三娘王氏觉得孩子太小，无人抚养，又太可怜，如果自己也一走了之，良心上过不去，便发誓与薛保一起把孩子薛倚养大成人（注：倚哥不是三娘王氏所生，是刘氏所生）。三娘起早贪黑、没日没夜地辛勤织布来养家，含辛茹苦地养育孩子，送他去学堂。

薛倚在学堂被同学嘲笑是没有母亲的孩子，受到歧视和孤立。薛倚受不了这种委屈和孤立，于是就逃学回家，和三娘王氏顶嘴，说你又不是我的亲妈，为什么管着我，而且还用言语顶撞三娘。三娘想到薛家家境已经如此破落，自己含辛茹苦地抚养孩子，孩子却逃学，而且还顶撞自己，气得用刀砍断了辛辛苦苦织好的布，一边哭着一边教导孩子，指望孩子在学堂读书，谁想孩子在外面贪玩，贪玩岂不耽误了孩子的大好年华。自己起早贪黑、没日没夜地织布供养孩子上学，孩子竟然如此不懂人事，不争气，一想到自己的苦处，哭得更伤心了。

幸好仆人薛保耐心劝导，告诉孩子家里真实的情况和面临的实际困难。告诉他，自己的亲娘刘氏已经改嫁，大娘看到家中衰败，也已经改嫁，只有这个三娘可怜你，为了不让薛家衰败，家破人亡，才勇敢地担负起养育你的责任与使命。如果没有三娘，你这么小，家里又穷，能活下来都已经不容易，还能安心去上学？薛倚是一个非常聪慧的孩子，可谓良知良才，知道是自己不懂事，错怪了三娘，他向三娘赔礼道歉，一家人和好如初。从此之后，薛倚学习自觉，勤奋努力，学业进步很快。

后来发生了战乱，薛广在镇江生意衰败，于是从军，因为薛广熟读四书五经，质地敦厚，又能吃苦耐劳，身先士卒，意志坚韧，在军队被委以重任，十几年后，官至兵部尚书。薛广这时候才有条件衣锦还乡。好事成双，这时薛倚金榜题名，成为新科状元。

这时薛倚的大妈、亲妈听到这么好的消息，都丢弃了自己现在的家来认丈夫和状元儿子，三娘劝张氏回家照顾老伴，劝刘氏也回家照顾老伴和孩子，并语重心长地告诉她们：欲尝甜瓜自己种，自种苦瓜自己尝。

中华传统文化所讲的吃苦头，指的是吃苦是有尽头的，苦尽甘来就是这个意思。"宝剑锋从磨砺出，梅花香自苦寒来"，当我们的一生完成了自己的使命与责任，再回想自己吃的苦，又算得了什么？这就是苦中作乐、苦中有乐、苦并快乐着的真实含义。人生中有太多的苦，如果没有找到自己人生的使命和责任，就会陷入苦海无边的不良状态。苦海无边，回头是岸，说的是要向内心找到自己生命的使命和责任，实现良心发现到顿悟的过程。

从《周易》的"善不积不足以成名，恶不积不足以毁身"，到谚语"善有善报，恶有恶报，不是不报时候未到""种瓜得瓜，种豆得豆"，我们可以得出一种结论，有因就有果。这些谚语已经流传了几千年，至今还在群众中流传，就说明这些谚语是有生命力的，这些谚语也绵延着中华传统文化的价值趋向，其中蕴含的文化观念和价值观念，已经深入民心，厚植着我们中华文化的根基，能引起群众的共鸣和认同，群众心里都在自觉践行。

"种瓜得瓜，种豆得豆"，这些朴素的道理，既说明了一种自然现象，也告诫我们做人做事要有敬畏之心，要知道因果关系的重要性。在危机和苦难面前，自己不去克服困难，一味地逃避困难，一味地埋怨环境和条件，抱怨环境和条件不好，埋怨父母的无能，埋怨家里条件太差，却不去埋怨自己没有顿悟，自己没有才华和智慧。一个人如果老是活在埋怨和抱

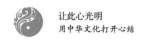
怨之中，怎么可能有美好的人生和奋斗的快乐？中华民族一直践行和秉承"天道酬勤""以善为宝""守死善道""一勤天下无难事"这些朴素的价值观，说明了这些朴素价值观强大的生命力。

许多人在困难和危机面前，自暴自弃，随风漂泊，心中没有定力。纵观历史，要想有所作为，困难是必须经历的一个过程。如果没有克服困难的勇气和耐心，人终究会一事无成，荒废大好年华。

[医师点评]

"天道酬勤""一勤天下无难事"，这些谚语表明了中华民族是世界上最吃苦耐劳、勤劳善良的民族。吃苦耐劳是中华民族的优良品质，它代表着坚持、毅力和面对困难时的韧性。有人问：吃苦耐劳与健康有关系吗？答案是肯定的。吃苦耐劳对心理健康有着积极的影响，人们可以通过身体活动提升自己面对逆境的应对能力、抗打击能力，拥有健康的生活方式，获得社会各阶层的广泛认可。因此，培养吃苦耐劳的良好品质，有助于维护身心健康并提高生活质量。

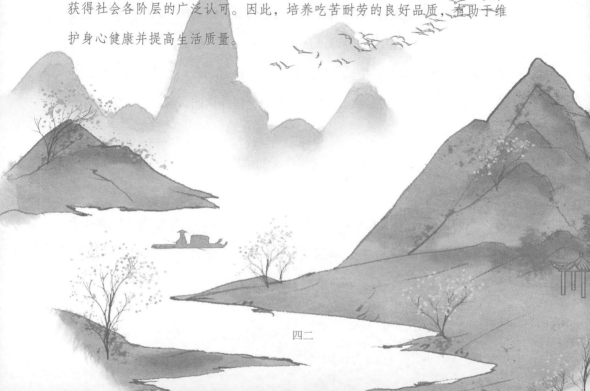

我有何病，
圣贤便有何药来治

中国传统政治治理中有一个现象值得我们学习和借鉴：在治国理政之中遇见的难题，都能在历史案例中找到答案。这也是中国传统政治特别重视历史经验和教训的原因。"文史不分家"，中国有着世界上最完整的历史记录，这是中华文化的宝库，也是人类文明和文化的宝库。现在的教育很多借鉴了欧美的教育模式，而欧美的历史非常短暂，短暂就缺乏厚重和稳定性。如果单纯地用一些没有经过历史检验的教育方法和理念来培养学生，不是"善教得民心"的好教育。

我们所说的世界观、人生观、价值观的问题，实际上是一个文化认同和文化差异的问题。文化是指集体的、大群的人类社会生活的总概念。钱穆先生认为："文化规范着个人人生，指导着个人人生，而有其超越于每一个人人生之外之上的客观存在。"也就是说，我们刚一出生，文化就有了。接受文化的熏陶，接受文化的规范，这是人类集体生活的一种习惯。钱穆先生对文化学有一个概论，他认为："文化学是人类生活之具有传统性、综合性的整一全体，而研究其内在意义与价值的一种学问即文化学。"即使我们才高八斗，天生聪慧，也要对我们的历史和文化怀有谦卑的心态。

文化既然是研究人生价值的学问，那么价值观就体现了文化的意义。我们可以选择"达则兼善天下，穷则独善其身"，可以选择"独乐乐不如

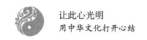
众乐乐"，还可以选择"先天下之忧而忧，后天下之乐而乐"。不同的生活态度体现了价值观的差异。

钱穆先生有一个重要的观点："一切问题，由文化问题产生；一切问题，由文化问题解决。"

社会问题错综复杂，西方教育看重还原论，总想把人培养成为某一个领域的专家，但问题是，一个专业领域内的知识能应对和驾驭社会的复杂性吗？答案是否定的。中国传统教育要求把人培养成德才兼备、以德为先的人才，强调了"德"这个观念的重要性。道理很简单：一个人如果德行、品德、道德的素养不够，让他指挥一方是一件危险的事情，这就是厚德载物的含义。

我有何病，圣贤便有何药来医。这个病，就是文化与价值观方面的问题。"人生不满百，常怀千年忧"，这是我们知天命的一种表述。人的生命是有限度的，诸葛亮在《诫子书》中告诫我们："夫君子之行，静以修身，俭以养德。非淡泊无以明志，非宁静无以致远。夫学须静也，才须学也，非学无以广才，非志无以成学。淫慢则不能励精，险躁则不能治性。年与时驰，意与日去，遂成枯落，多不接世，悲守穷庐，将复何及！"意思是说，君子应该依靠内心的安静来修养身心，以俭朴的生活方式来涵养自己的品德。不学习就不能成为人才，没有远大的志向就没有学习的目标，消极怠慢就不能励精图治，急躁不安就不能修心养性。年华飞驰，意志随着岁月逐渐消逝，最终枯败零落，不接触世事、不为社会所用，只能悲哀地困守在自己穷困的破舍里，到时悔恨又怎么来得及呢？

孔子在《论语·雍也》中告诫我们："中人以上，可以语上也；中人以下，不可以语上也。"中等才智以上的人，可以对他说高深的道理；中等才智以下的人，不适合告诉他高深的道理。生活中我们经常遇到这样的问题。遇到不讲道理的人，我们交流起来很累，就会出现对牛弹琴的现象。

我们得承认，圣人百年难遇，顽劣之徒、愚蠢之人也是少数，大部分人都属于中士，这就是老百姓所说的"大部分人都是好的"，所以有教无类和因材施教就非常重要。既然我们都是中士，遇到了文化和价值观上的困惑，为什么不向大圣大贤请教和学习呢？这些经过历史检阅的文化与智慧，我们只要用心学习与领悟，就能实现觉醒和觉悟。价值观是文化的集中表现，圣贤文化是一种能量，历经千年而与日增辉，说明圣贤文化是一种正能量，正能量就能涵养正气。正能量是一种阳气，多一些阳气，就多一分能量，多一分正能量，心中就少一分负能量。负能量是邪气，邪气会导致邪心。

《孙子兵法》云："攻心为上，攻城为下。"孟子三见宣王不言事。门人问："为什么您和齐王见了三次而不言治国理政的大事？"孟子曰："我先攻其邪心。"由此可见，心中有正气，就会正气十足；心中有邪气，就会萎靡不振。相由心生就是这个道理。

我有何病，圣贤便有何药来医。这个病，就是邪心与邪气，因此需要圣贤来医治。这个病的药方，就是格物、致知、诚意、正心。正心之后才能践行修齐治平的大理想。我有何病，圣贤便有何药来医，这个药方就孕育在四书五经之中。《大学》《中庸》《孟子》《论语》《尚书》《礼记》《周易》《诗经》《春秋》，"经"者，"径"也。经和径是通音字，只有阅读传承了几千年的经典书籍，才能解决"人生不满百，常怀千年忧"的困惑。

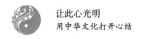
[医师点评]

几千年来，中华传统文化的价值观对身心健康方面具有深远的影响。它强调情志与健康的关系，道德修养的重要性，自我调节与自愈力的培养及社交互动与人际关系的重要性。这些观念在现代社会仍然具有指导意义，有助于我们维护身心健康并提升生活质量。

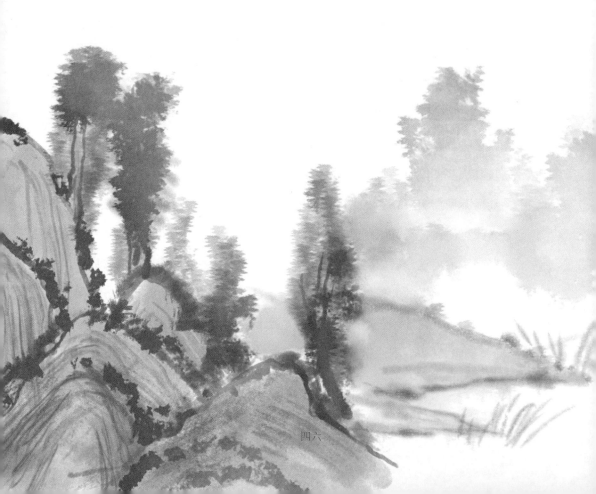

心肝脾肺肾与仁义礼智信的关系

千古一帝唐太宗李世民赞药王孙思邈"降龙伏虎，拯衰救危；巍巍堂堂，百代之师"。直到现在，我国各地都有纪念药王孙思邈的祠堂。孙思邈虽然距离我们已经有千年，他视民如伤的精神却传承下来并与日俱增，体现着中医悬壶济世的情怀。在陕西铜川市耀州区药王故里，每年农历二月二开展规模宏大的药王孙思邈文化节纪念活动，来自世界各地的游客络绎不绝，孙思邈大医精诚的精神人们至今都在怀念和传承。

《大医精诚》来自唐朝孙思邈所著《备急千金要方》第一卷，论述了医德的重要性，历来作为医生必读的教材。《大医精诚》论述了有关医德的两个问题：第一是精，医术精湛，习医之人必须"博极医源，精勤不倦"；第二是诚，要求医者一要有高尚的品德修养，有"见彼苦恼，若己有之"感同身受的情怀，以及"大慈恻隐之心"，方能"普救含灵之苦"。千年以来，孙思邈深深影响着后世医家，被称为"中医医德规范制定人"。

《大医精诚》作为中医医德规范的蓝本，是中国历代医生尊奉的行为准则，也是现代很多医学生必学必背的警世格言。原文云："凡大医治病，必当安神定志，无欲无求，先发大慈恻隐之心，誓愿普救含灵之苦。若有疾厄来求救者，不得问其贵贱贫富，长幼妍蚩，怨亲善友，华夷愚智，普同一等，皆如至亲之想。亦不得瞻前顾后，自虑吉凶，护惜身命。见彼苦恼，若己有之，深心凄怆。勿避险巇（巇，险恶的意思）、昼夜、寒暑、饥渴、疲劳，一心赴救，无作功夫形迹之心。如此可为苍生大医，反此则

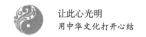

是含灵巨贼。"

在《备急千金要方》一书中有一句千古名言:"古之善为医者,上医医国,中医医人,下医医病……上医医未病之病,中医医欲病之病,下医医已病之病。"

由此可见,在唐朝,我国的先贤已经认识到治国如治病,用药如用兵的道理。治国理政针对的是一个复杂的巨系统,而我们的人体也是一个复杂的巨系统。心为君主之官,如果心神不得安宁,身体就会显得很疲惫,无精打采,精神空虚,长时间的精神空虚会影响人的身心健康。

中医文化是中华优秀传统文化的代表。中医文化与中国儒家文化一脉相承,一以贯之。仁义礼智信是儒家的"五常",孔子提出"仁、义、礼",孟子延伸为"仁、义、礼、智",董仲舒扩充为"仁、义、礼、智、信",这就是儒家的"五常"。这"五常"贯穿中华伦理的发展,成为中国价值体系中的最核心的文化内涵。《孟子·告子上》有"性善说"的理论,曰:"恻隐之心,人皆有之;羞恶之心,人皆有之;恭敬之心,人皆有之;是非之心,人皆有之。恻隐之心,仁也;羞恶之心,义也;恭敬之心,礼也;是非之心,智也。仁义礼智,非由外铄我也,我固有之也,弗思耳矣。"孙思邈在《备急千金要方》中所说的"恻隐之心",便是绵延和弘扬了孟子的学说。

我们所熟悉的"心神不宁""心惊肉跳""惊心动魄""忐忑不安""心力交瘁"这些成语都说明了一个中医的常识:脏腑与情志有密切关系。《素问·宣明五气》将精神意识思维活动分属于五脏:"心藏神,肺藏魄,肝藏魂,脾藏意,肾藏志。"中华传统文化认为五德养性,是指根据"仁、义、礼、智、信"来养自己的天性。中医学认为肝里面藏仁,心里面藏礼，肺里面藏义，肾里面藏智，脾里面藏信。

心属火合"礼"。待人以"礼"，注重礼尚往来，则心平气和，心情舒畅少烦恼，故"礼"能养心。礼的能量如果不足，人体上焦气血就会凝滞，人体易被外邪侵袭，出现心悸怔忡、失眠多梦、五心烦热、健忘失眠、胸闷气短等亚健康状况。

"木"代表"仁"。一草一木皆有生命，上天是仁慈的，将万千恩惠施于大地，做人亦当学会仁慈。

"金"代表"义"。金子金光闪闪，有维护正义的寓意。

"火"代表"礼"。火炙热温暖，最能体现人与人之间的相处之道。

"水"代表"智"。水是智慧的象征，水以多种形态存在于自然中，气态、液态、固态。水永不消失，并且总能找到最适合自己的生存形态，水利万物而不争，这种智慧值得我们学习。

"土"代表"信"。一年四季，花开花谢，春风有信，春华秋实。总的来说，五德与五行之间具有紧密的联系。

《灵枢·本脏》："五脏者，所以藏精神血气魂魄者也。"藏象学说认为，五脏是人体生命活动的中心，精神意识活动分属于五脏，加上六腑的配合，把人体表里的组织器官联系起来，构成一个统一的整体。"怒伤肝""喜伤心""思伤脾""忧伤肺""恐伤肾"，我们学习了中医和儒家的这些文化之后，还会任性地大发脾气吗？我们还会控制不了自己的情绪，任由情绪的发泄而不知有所护养吗？答案是否定的，这就是文化和观念的力量。

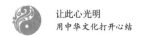
[医师点评]

儒家五常指的是仁、义、礼、智、信，它们是儒家思想的核心。中华传统文化几千年来的发展告诉我们，这些价值观与人体的脏腑器官之间存在一定的关系。

①仁与肝：仁代表着关爱和宽容，肝主疏泄，负责调节情绪。仁爱的心态可以提升积极的情绪体验，减少愤怒、抑郁等负面情绪对肝脏的不良影响。②义与肺：义代表着正直、正义和果断的品质。一个人如果为人处世正真果敢，他整个胸腔的肺气是充满的。③礼与心：礼代表着礼仪和规矩，是人与人之间相处及行为的规范，同时，礼也是人内心的道德准则。将礼纳入心内，可使礼获得内在的精神生命力。④智与肾：智代表着智慧，这种智慧是与生俱来的，是人性中固有的善良部分，也是达到至善境界的关键。中医学认为，肾主骨生髓，髓包括骨髓、脊髓、脑髓。肾精充实，则人聪明伶俐。⑤信与脾：信是指诚实守信、言而有信的品质。在儒家思想中，信被视为社会交往的基础，是维护人际关系和社会和谐的重要因素。"自谋不诚，则欺心而弃己；与人不诚，则丧德而增怨""一诚天下动"，这些都说明了诚心诚意的重要性。一个诚信、笃实、行动力强的人，他的脾胃运化能力也会很好。

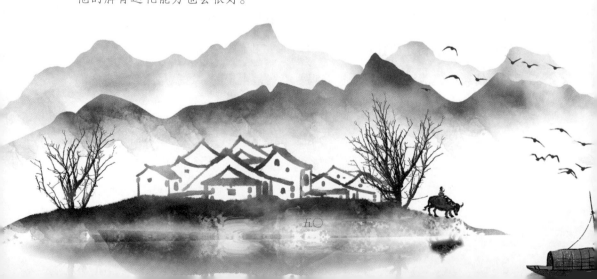

利欲熏心就会蒙蔽我们的心神

一个人如果解决不了良心和本心的问题，就会被金钱和权力迷惑，这叫蒙蔽心神。人被蒙蔽心神的现实表现就是利欲熏心、贪得无厌。人如果执念于追求物质、权力与利益，就会被贪欲蒙蔽自己的良知良能，形成"利益至上"的错误价值取向。宝贵的人生被物质所蒙蔽，实际上就是做了物质的奴隶，如果金钱和权力来路不明，将会耽误自己的一生，让家族受辱，中华传统文化将这种现象称为"大不孝"之举。

"天下熙熙，皆为利来；天下攘攘，皆为利往"，如果贪婪地追求利益和物质，自己有灵性的生命就可能误入歧途。房子要住大别墅，开车要开国际品牌的豪车……房子、车子、钻戒、山珍海味、权力，这些说到底都是物质属性的。人不能成为物质的奴隶，精神的充实与内心的愉悦，才是我们人生应该追求的方向。如果没有实现精神的充实与内心的愉悦，心中没有光明的前程与值得终身追求的事业，成天吃喝玩乐，这个人能快乐吗？孟子早就告诫我们："饱食暖衣，逸居而无教，则近于禽兽。"

马斯洛需求层次：生理（食物和衣服）、安全（工作保障）、社交需要（友谊）、尊重和自我实现。吃喝玩乐只是基本需求，不是高级追求，因为动物也具备这种属性。人和动物是有区别的。马斯洛的需求层次论局限于自我实现，缺乏治国平天下的格局和视野，这是我们需要注意的地方，也是中西政治的一个区别，说明西方的政治缺乏天下大同的视野和格局。

用一个历史案例来说明这个问题：毛泽东能在1米长的小桌子上，点

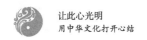
着煤油灯写出《沁园春·雪》这种前无古人后无来者的锦绣文章。我们今天坐在宽大明亮的办公室里，坐在宽敞的书桌前，需要任何资讯在网上都可以招之即来，可是我们都能写出锦绣文章吗？所以说，不要一门心思追求物质这种低层次的欲望，达到"学问之道无他，求得放心而已"的境界，让自己的良心放心，才是做人和做学问的最高理想。中华传统文化的理想是：正心、修身、齐家、治国、平天下，以及"老吾老以及人之老，幼吾幼以及人之幼""先天下之忧而忧，后天下之乐而乐"。所以，人生的规划、事业的发展、精神的充实、理想的实现能否造福社会大众是问题的关键。钱学森致力于"两弹一星"，雷锋致力于为人民服务，袁隆平致力于让中国人民吃饱饭，张玉梅致力于失学少年的教育，中国铁路的建设者致力于造福一方，军人致力于保家卫国，他们在各自的领域与事业范围内，践行了为国为民、利国利民的情怀和理想，实现了精神的愉悦与内心的充实。这就是"充实之谓美，充实而有光辉之谓大，大而化之之谓圣，圣而不可知之之谓神"的真实含义，这样的精神难道不是我们应该追求的吗？

宋朝时期，朱光庭是理学大师程颢的弟子，他在汝州听程颢讲学，如痴如狂，听了一个多月才回家，回家逢人便夸老师讲学的精妙，他说："光庭在春风中坐了一月。"由此可见，善教得民心的重要性。近年来，西方的拜金主义、权力崇拜、物质主义，以及经济第一、娱乐至死、丛林原则、弱肉强食这些有毒的观点影响和拉低了一些人的价值观念。我们亟须修复和提高自己的认知能力，这是中央强调"两个结合"（把马克思主义基本原理同中国具体实际相结合、同中华优秀传统文化相结合）的意义所在。

我们在与时俱进中一定要警惕价值迷失问题，它会带来迷惘和心理动荡。西方哲学家尼采说的"上帝已死"，带来了西方传统价值观念的崩溃，导致人们心中没有敬畏之心，迷信地以为只要是科学发展，都可以给人们带来美好的生活，却不知科学也可以毁灭美好生活，如核危险和核辐射随时都在威胁着人的安全。

利欲熏心、利令智昏都会蒙蔽我们的心神。孟子强调"心之官则思"，这就是善教得民心的意义所在。求得放心应该是我们人生的主题，利欲熏心、利令智昏导致人没有一个好的结局，没有做到善始善终，这样的人生难道不可悲吗？一个人做官做事能做到"让党放心，让人民满意"，这样的人生难道不美好吗？

[医师点评]

孟子告诫我们："体有贵贱，有小大。无以小害大，无以贱害贵。养其小者为小人，养其大者为大人。"过度逐利心理通常源自对物质财富的执着追求，以及希望通过获得财富来实现个人目标和欲望。这种动机可能来自社会压力、个人价值观或对成功的错误定义。个体可能将成功定义为相对于他人的优越地位，从而不断追求更多的财富和成就。逐利本身并不是问题，但过度追求物质利益就会对身心健康产生负面影响。通过设定合理的目标，培养良好的生活习惯，建立良好的人际关系及寻求平衡，可以更好地应对逐利心理带来的挑战，维护身心健康。

圣人孔子担心什么

圣人孔子在《论语·述而》中表述了自己的担心："德之不修，学之不讲，闻义不能徙，不善不能改，是吾忧也。"意思是说，品德不加以培养，追求学问不进行讲义，听到义不能相从，有缺点不能改正，这些是我忧虑的事。

什么是仁义呢？仁者，人也，亲亲为大。义者，宜也，尊贤为大。《中庸》第二十章是这样解释的：仁，就是人自身具有爱人之心，亲爱亲人是最大的仁。义，就是事事做得适宜，尊重贤人就是最大的义。

有一个成语叫"仁义之师"。这里的师指的是军队，意思是伸张仁爱正义讨伐邪恶的军队。抗日战争时期我党的八路军、新四军就是仁义之师，日本"皇军"就是邪恶的侵略者。从历史的路径看，邪恶者必败，好战者必亡。因为邪恶是黑暗的，黑暗的东西一定是腐朽的，腐朽的东西一定是不得民心的，所以腐朽的一定会灭亡。历史上这类案例有很多，这是历史的规则，不以人的意志为转移。

我们表扬一个人常说这个人仁义。仁义道德是儒家弘扬的仁爱正义的道德标准。韩愈在《原道》一文中写道："后之人，其欲闻仁义道德之说，孰从而听之。"中国人大都祭拜关羽，关羽就是忠义千秋的代表人物。清朝时期，关羽被尊为"武圣"，与"文圣"孔子地位等同，在小说《三国演义》中，名列"五虎上将"之首。清朝著名文学评论家毛宗岗称关羽为《三国演义》三绝中的"义绝"。众所周知，有关关羽的成语和典故很多，

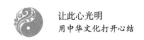
比如桃园结义、披肝沥胆、千里走单骑、夜读《春秋》、单刀赴会、刮骨疗毒、义薄云天、忠义千秋等。这些成语和典故涵养了中华文化，也塑造了中华民族追求正义的民族性格。毛泽东认为，关羽的忠义与共产党员对党组织的忠诚是有相通之处的。"死而不亡者寿"出自《老子》第三十三章，意思是说，历史上那些对人类社会有巨大贡献或者品德高尚的人物，他们虽然死了，但是仍然活在人们的心中，被人们怀念千秋万世，所以他们是长寿的。这里的长寿指的是精神层面的长寿。

现代人的物质生活极为丰富，人文精神却有些匮乏，活得空虚的人比比皆是。他们对人生的精神思考不深刻，将精力和心思都集中在追求权力、金钱上面。我们成天追问人生的价值和意义，关羽的行为和精神其实已经解读了人生的价值和意义。现代诗人臧克家有一首诗《有的人》："有的人活着，他已经死了；有的人死了，他还活着……他活着别人就不能活的人，他的下场可以看到；他活着为了多数人更好地活着的人，群众把他抬举得很高，很高。"

王阳明在《传习录》中解读了"义"的含义："义者，宜也，心得其宜之谓义。能致良知则心得其宜矣。"由此可见，仁义之师是中华民族的一个道德概念，也是中华民族的道德理念。类似这样的成语和典故很难翻译成英语。

圣人担心的事情是"德之不修，学之不讲，闻义不能徒，不善不能改"，我们学习也好，追求知识也罢，目的只有一个——如何做一个好人。

四书之一的《大学》首句也表达了同样的意思："大学之道，在明明德，在亲民，在止于至善。"由此可见，中华文化对学问和知识的基本要求是：如何做一个有情有义有德的人、做一个善良的人、做一个有道德的人、做一个远离低级趣味的人。这是中华文化关于世道人心、教书育人的基本价值取向。西方文化追求用科技去征服世界和宇宙，在大自然面前，这种想法幼稚、狂妄，并且没有敬畏之心。中华文化教育我们要科技向善，实现良性发展。

[医师点评]

"仁"是儒家文化的核心概念之一，它涵盖了爱人、善行、同情和宽容等道德品质。孔子认为仁者寿，仁者能够达到身心和谐，从而享有长寿。《中庸》提道："故大德必得其位，必得其禄，必得其名，必得其寿。"这意味着道德高尚的人，因其仁德而能够得到应有的地位、财富、名誉和寿命。儒家的这种养生思想与现代医学的观点不谋而合。现代研究表明，良好的道德品质和积极的社会互动对于降低压力、减少心理问题和提高生活质量有积极作用。道德健康被认为是精神健康的重要组成部分，而精神健康又是整体健康不可或缺的一环。一个有道德的人会关心他人，积极参与社会活动，这种行为不仅有利于社会的和谐，也能增强个人的幸福感和社会支持，进而有益于身心健康。

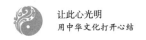

骨正与心正的关系

一个人如果身体有病，心理可能就不愉悦。身体有病的人，为一点小事就可能大发雷霆，这告诫我们，预防医学非常重要。"大医治国，中医治人，小医治病"是中医的文化理念，治病于无形之中，防患于未然，这是健康的真正含义，让群众远离疾病的伤害。

中医有一个观念——厚生。《尚书·大禹谟》是这样解释厚生的："正德，利用，厚生，惟和。"孔颖达将此解读为："厚生，谓薄征徭，轻赋税，不夺农时，令民生计温厚，衣食丰足，故所以养民也。"日本政府有一个机关叫厚生劳动省，是负责日本医疗卫生和社会保障的主要部门，主要负责日本的国民健康、医疗保险、医疗服务提供、药品和食品安全、社会保险和社会保障、劳动就业、弱势群体社会救助等职责。日本用的厚生这个观念就来自我国的《尚书》。

我们知道了厚生这个观念以后，厚生、养生就要更加关注预防、保健和治病。中华传统文化要求我们在格物、致知、诚意、正心之后，再去践行修齐治平的理想。如果没有格物、致知、诚意、正心的基本功和修炼，就不可能践行修齐治平的一番大理想，这就是"内圣外王"的意义，其中的正心非常重要。中医文化是中华优秀传统文化的代表，与我们的生活密切相关，中医文化认为正气是健康的基础，正心之后，再去涵养正气，这就是要求我们心术要正。有一个词叫心术不正，比喻人不正派，老是做坏事、亏心事，如贪污受贿、欺上瞒下、欺负弱势群体、骗人钱财等。国家的纪检机构、司法机构严格地执行防腐败措施，这些心术不正的人一听到风吹草动就会晚上睡不好觉，战战兢兢，诚惶诚恐。长时间这样的生活，人的精神就会萎靡不振。由此可见，健康与道德、行为、工作、作息都有关系。这就是正心与正气、正行的关系。"平时不做亏心事，半夜不怕鬼敲门"就是这个道理。心里有正气，生理才能健康，身心健康了，人就会有精气神，精神健康了，我们就可以愉快地工作与生活。

中华传统文化有一个观点：生病是身体在提示我们自己的行为方式做得不正。天地阴阳生万物，万物如果失德就不能涵养正气，不能涵养正气就会导致正气不足，邪气有余。中医学认为伤人致病的因素是六淫——风、寒、暑、湿、燥、火（热）。生物致病指微生物、病菌、病毒入侵我们身体造成的疾病；物理方面致病指外在有形物对身体造成的伤害，如刀伤、火伤、撞击、过度劳累等引起的疾病；化学致病指化学物质、化学气体、化学毒素与人接触而导致的疾病。西医掌握了生物、物理、化学这三个方面导致疾病的病理，但对人体内在的情志导致的情绪异常和六淫对人体的伤害缺乏深刻认知。这是中西医关于疾病认知的一个重大区别。

邪气如果攻入心脏，人就会生病，尤其是情志导致的疾病。邪气如果长时间攻击心包，就会导致"心结"，"心结"如果打不开，人就会得病。病字中有一个丙，这个丙就是火的意思。"心药还需心药解"，情志病可以导致人的心态扭曲、性情改变，天性被压制，进一步导致人心的能量亏耗，长时间的亏耗，人的价值观和行为方式就会发生变形。

中医学的情志病主要是心结、心态、心智方面的认知。一个人的心智如果不成熟和不稳定，时间长了就会导致气血瘀阻，最后表现就是心性疾病，比如焦虑症、失眠症、抑郁症、狂躁症、精神分裂症等。嫉妒心理、

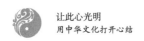

抱怨心理、怨恨心理、狭隘心性、虚伪行为、霸道习惯、自以为是、脾气暴躁等这些都是产生疾病的根源。

智能手机的出现，让不少儿童、少年、青年痴迷其中。"低头族"守着巴掌大的手机停不下来，长时间低头看手机会导致脊柱系统的慢性病，包括颈肩腰腿部疼痛、脊柱退行性病变、脊柱强直、脊柱侧弯、椎间盘突出、骨关节炎等一系列的疾病。据统计，我国青少年脊柱侧弯人数已经超过 500 万，并且每年以 30 万左右的数字增长。江苏省人民医院徐州分院副院长、骨科主任范志刚说："少年强则国强。青少年如果成天低头弯腰，直不起腰，怎么担负起民族的脊梁？怎么能成为国家之栋梁？"这就是"正形正骨""正气存内"的关键所在。中华传统文化有一个词叫"骨气"，做人可以没有傲骨，但是不能没有骨气。骨气是正气的物理支撑。

我们试想一下，如果人的脊柱得病，加上心理疾病，叠加在一起，这个人身体能好吗？这就是正心、正行、正念的重要性。中医有天人感应、天人合一的思想，因为人体很多东西现代仪器测不出来，也不能被验证，所以许多人就不能理解这种思想。如何正心和养心呢？正心需要改变观念，提升维度；养心者，意念良也，多行善也，勤修炼也，心态善也，德行高也。这就是"医者，意也"的含义。

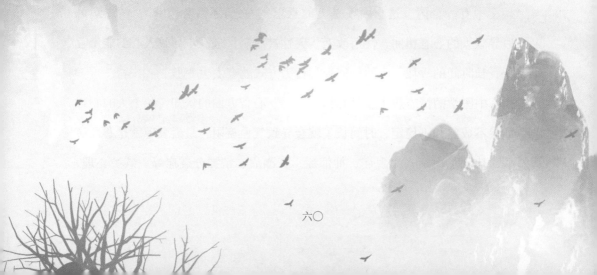

[医师点评]

做人要有骨气，从这句话中我们能领悟到人体的骨骼和正气的关系。医学证明，心理健康也会影响到骨骼健康，骨骼健康才能承载一个人的正气。许多研究已经证明，情绪问题可以对骨密度产生负面影响，增加骨折的风险。一些心理疾病，如抑郁症，也可能与骨密度下降有关。因此，保持良好的心理健康对维护骨骼健康至关重要。

骨气，是指一个人的精神气质和坚定的意志，它是个体健康心理状态的体现之一。如果个体能够保持骨气，能够坚持自己的原则和信念，不轻易被外界的不良因素影响，就能够建立心理韧性，使个体更能适应生活中的困难和挑战。一个有骨气的人通常会赢得他人的尊重和信任。有研究表明，癌症的发生与长时间的怨恨及压抑有关；关节炎与经常受到批评有关系；长期的紧张心态可能导致脱发和溃疡。通过培养积极的骨气，可以提高个人的气质和生活质量，增强抵抗疾病的能力，从而实现全面的健康。

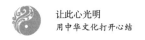
此心光明，有何担忧

格物是什么？王阳明这样解释的，格，正也；物，事也。简单地说，格物就是正确地认识事物。如何正确地认识事物？这就需要有认知能力。前面讲到正心、正骨、正念、正行，也讲到"医者，意也"，可见意识、意念对我们身体的健康很重要。正确地认识事物对我们的身心健康是非常重要的，这也是中医要求"正气存内，邪不可干"的道理。

"使其君子不幸而不得闻大道之要，其小人不幸而不得蒙至治之泽"，这里的"蒙"指的是启蒙、蒙以养正，至治是指一流的教育。这句经典话的意思是：君子的不幸在于没有听闻大道的学问，小人（指平民百姓）的不幸在于小时候没有得到一流的教育启蒙。

家喻户晓的一代大儒王阳明认为："知善知恶是良知，为善去恶是格物。"清代学者王士祯称赞王阳明"立德、立功、立言，皆居绝顶，为明（朝）第一流人物"。曾国藩赞扬王阳明是矫正旧风气，开出新风气的人物。国学大师钱穆评价阳明心学云："王阳明思想的价值在于他以一种全新的方式解决了宋儒留下的'万物一体'和'变化气质'的问题……良知既是人心又是天理，能把心与物、知与行统一起来，泯合朱子偏于外、陆子偏于内的片面性，解决宋儒遗留下来的问题。"日本的旧文明皆由中国传入，五十年前维新诸豪杰，皆沉醉于中国哲学大家王阳明的"知行合一"说。

王阳明从小就非常聪慧，他志存高远，常人不及。有一次书塾先生与学生讨论"何为天下最要紧之事"，很多学生认为是考取功名、光耀门楣、荣华富贵，而少年王阳明语出惊人，他认为科举并非第一等要紧事，天下最要紧之事是读书做一个圣贤之人。中华传统文化根据人的禀赋差异，认为天生的良知良才有之，良知良能有之，资质平平者居多数，顽劣之徒也有之。这种认知是比较客观的。

当年王阳明被贬到贵州龙场后，他苦学《大学》，对《大学》的中心思想有了新的领悟和认知。王阳明认识到"圣人之道，吾性自足，向之求理于事物者误也"。我们都知道"得道者多助，失道者寡助"，圣人之所以能得道，是因他们自己的天赋秉性得到了最好的涵养和修炼，而不是在令人眼花缭乱的事物中去寻求人生的大道，这就是著名的"龙场悟道"。王阳明以一介书生之姿，平定数十年的匪患，平匪之后，他规范乡规民约，兴办学校，建立书院，传道、授业、解惑皆有所作为，造福一方，弘扬儒学，涵养人才。他当过官的地方社会治理得良善有序，教化有方。任赣南巡抚时，在势力单薄的情况下，他运筹帷幄，决胜于千里之外，平定宁王朱宸濠的叛乱，为明朝的长治久安建立了不世之功。平定匪乱，安定一方，这是他在立德和立功方面做出的贡献。

"知善知恶是良知，为善去恶是格物。"知善知恶是良知的一种表现，为善去恶是对待事物的基本方法论，这就是王阳明著名的致良知学问核心大义。他强调从自己内心中去寻找"理"，"理"全在人"心"之中。什么是天理？天理就是自然之理。什么是良心？人类天生具备纯真善良之心。人之初，性本善。有些孩子在成长的过程中，受到如家庭变故、父母早亡、校园霸凌、交通事故等外界不良因素的刺激而变坏，社会环境刺激了他，加上没有受到一流的教育启蒙，被社会环境裹挟着走而不自知，逐渐成为平庸顽劣之人。若良知被蒙蔽，心结没有被打开，就需要教育来引导

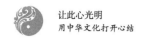

孩子的天理和良知，使其达到良善的状态，这也是教育的重要性。

王阳明在立言方面的贡献体现在他的代表作《大学问》中。《大学问》解读了四书中《大学》这部经世之作，主要从三个角度予以解读。

第一部分解释《大学》的三纲领：明明德，亲民，止于至善。他认为人人都具有以天地万物为一体的仁心，这便是人的明德，人心本体。人之明德往往被私欲蒙蔽而变得暗昧不明，人要想成为"大人"，就要明明德。亲民是明德的实际表现，亲民即把一体之仁心与人民万物结合在一起，对这些对象施以仁爱之心。至善是明明德和亲民的最高原则，它就是人心中的明德或良知，明明德和亲民都要止于至善。

第二部分解释定、静、安、虑、得等几个概念，主要阐述至善在吾心而不在外物，求之吾心就足够，求之外物就是支离决裂等观点。

第三部分解释正心、诚意、致知、格物等能力之间的关系，阐述这样几个观点：性无不善，心之本体，本无不正，意念发动之后才有正和不正的观点，强调一个人正心之后，才能诚意。

王阳明的另一部代表作《传习录》，影响了中华文化五百多年。国学大师钱穆将该书列为"中国人必读的书"。王阳明是"陆王心学"的集大成者，不但精通儒释道，而且善于统兵作战，是中国历史上罕见的全能大儒。圣人孔子是儒学创始人，亚圣孟子是儒学集大成者，朱熹是理学集大成者，王阳明是心学集大成者，所以并称为"孔孟朱王"。由此可见，王阳明对中华文化的贡献有多大。

王阳明留给世人的最后一句话是："此心光明，亦复何言。"现代人活得诚惶诚恐，吃得不香，睡得不好，心中不快乐，活得非常累，以至于有些人干脆躺平，有些人干脆摆烂。为什么会出现这么多的亚健康问题呢？因为没有解决"此心光明"的问题。若要让自己的心有光明，就需要学习心学集大成者王阳明的核心思想——致良知和知行合一。有一句话说得好："知道那么多道理，却依然过不好这一生。"许多人有房、有车、有让人羡慕的职业，自己却活得不快乐。为什么？因为没有实现精神的愉悦和内心的充实，也就是没有解决此心光明的问题。这是不开心的深层次原因，因此我们需要在中华传统文化中去看圣贤是如何解决这个问题的。王阳明教导我们"知善知恶是良知，为善去恶是格物"，这就是实现此心光明的最好路径。

现代图书产品数量大幅提升，图书多得让人眼花缭乱，但图书的质量却良莠不齐。那些质量不好的图书对我们的心性修炼和启发内心的光明没有任何益处，也无法使我们内心愉悦、充实。这些图书有一个特征，让人读完之后仅是刺激一下、热闹一时，不能让人实现顿悟和觉醒。现代资讯这么发达，视频可以随时连线，微信可以随时通话，交朋友可以用摇一摇，那么，解决了"长安百万家，出门无所之"的问题吗？我们"高山流水觅知音"的知心朋友因此增多了吗？人生的价值和意义是让此心光明。资讯发达并没有给我们带来"此心光明""内心愉悦""精神充实"，要想达到"此心光明"的境界，劝君多读王阳明。

[医师点评]

王阳明认为，私欲会遮蔽我们内心的光明，导致人陷入"小我狭隘"的认知之中。有医学研究证实，过度的私欲可能导致精神负担，影响个体的心理健康。王阳明的"此心光明，亦复何言"，不仅是一种哲学思想，也是一种心理健康的理念，鼓励人们追求内心的光明和精神的愉悦，实现自我超越，与他人和环境和谐相处，这对促进个人的心理健康和社会和谐具有重要的价值和意义。

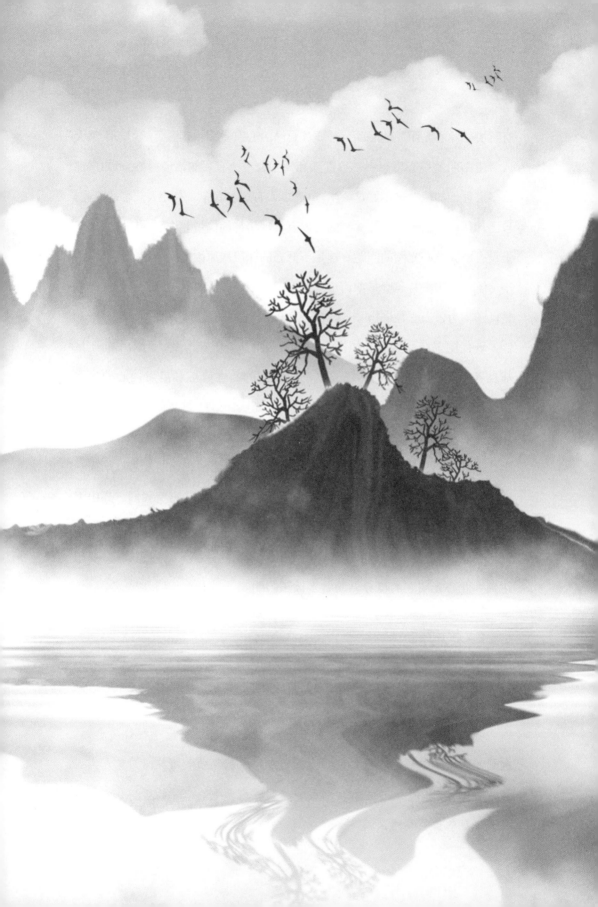

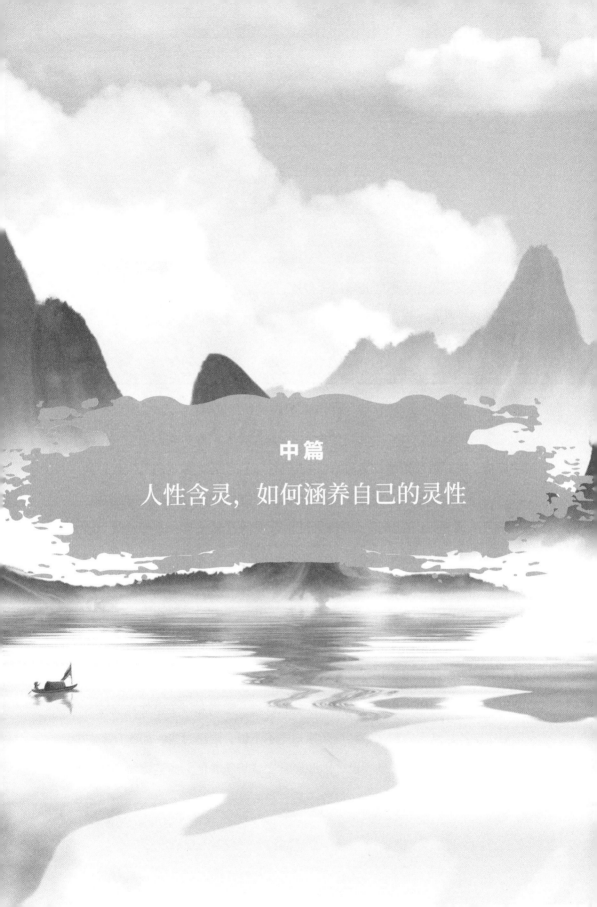

中篇

人性含灵，如何涵养自己的灵性

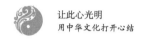
李世民如何涵养自己

孩子在七岁前大多灵气满满，活蹦乱跳，快人快语，招人喜欢。随着年龄的增长，无忧无虑的儿童成为少年，开始接受各种各样的知识，自己的天性和个性也在慢慢形成，在扫洒应对之中体会个体与社会大群之间的规则与差异，寻找人生的价值和意义。

《尚书》记载："惟人万物之灵。"孔子教导我们："天地之性（生），人为贵。"我们扪心自问，人是万物之灵，灵在何处呢？

李世民对教育有一个著名的论断："人性含灵，待学成而为美……以学饬情（饬，治理情绪的意思），以成其性（自己天生喜欢的）。"意思是说，人性中含有灵气，经过学习后，人性之中的灵气才能成为一种美德。用学习来调理我们的情绪（调理人性中含有的自私自利、爱慕虚荣、嫉妒、抱怨、怨恨、狭隘、自以为是等弱点），用学习来成就自己有兴趣的天性。"玉不琢，不成器；人不学，不知道"，玉不琢，不会成为玉器，人不学习，不会知道人生的大道在哪里。勤于学问，是一种美德。

我们家有兄弟姐妹五个，在我们成长的过程中，我母亲从来没有打骂过孩子，母亲经常说，骂孩子会伤害孩子的幼小心灵，骂多了孩子的灵气就没有了。我们成长在农村，小时候缺衣少食，父亲和母亲经常到货场当搬运工赚钱。夏天看到父亲和母亲累得吃不下饭，喘不过气，如此含辛茹苦地养育我们，心中感动不已，因此经常去货场帮着他们搬运货物，从那个时候起我们深刻体会到了父母的不易。

现实生活中，经常看到一些家长在公众场合批评孩子。有些家长思想上有一个误区，认为孩子是自己生的，就应该归自己管，打也好骂也罢，是自己的事情，别人管不着，这种认知是非常简单粗暴的。中华传统文化认为，只要有一流的教育蒙以养正，即使是顽劣之徒，也可以化腐朽为神奇，使之成为对国家有贡献的人才，这是中华民族特别重视教育的深层次原因。爷爷这一代不行，多积德行善，重视教育，父亲这一代就会好一些；父亲这一代再久久为功，善作善成，重视教育，到孙子这一代就会有所成就。一世三十年，三世就几乎是一百年，这就是"十年树木，百年树人"的深刻含义。

曾国藩曾经说过："然则转移习俗而陶铸一世之人，非特处高明之地者然也。凡一命以上，皆与有责焉者也。"曾国藩认为，移风易俗和培养人才，不仅仅是身居显贵之人的事，凡是有一官半职的人，都有责任参与此事。培养人才是国家、民族长远发展的大计，需要社会各方的共同努力。对家长来说，培养一个孩子就像种植一棵树，不仅要养，还要育，要不断进行斧正。孩子有不正确的价值观和行为，就应该予以引导，规范其思想和行为；对孩子的良好品德就应予以鼓励，保护好孩子的灵性，让孩子意识到自己人生的使命和责任，不断"向阳生长"。

我们都知道，用眼睛看的能力叫视觉，用耳朵听的能力叫听觉，用鼻子闻的能力叫嗅觉，用嘴品尝味道的能力叫味觉，用皮肤感受外物刺激的能力叫触觉。人还具有第六感觉，许多事情没有发生前，人可能对这件事情有预感，这种预感就是第六感觉。在预感之外，还有第七感觉，第七感觉就是我们所说的灵感。

《现代汉语词典》对灵感的解释是这样的："在文学、艺术、科学、技

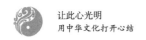
术等活动中，由于艰苦学习，长期实践，不断积累经验和知识而突然产生的富有创造性的思路。"它是一种突然而来的启示，能够激发人的创造力和想象力。灵感、灵气、灵光、灵性这些都属于人性含灵的范畴。

人性含灵非常重要，如何获得灵感的路径也很清晰，那就是学习、实践，不断积累知识。我们有了这样的认知，就知道如何保护我们自己的灵气和培养自己的灵感，培养灵感的过程就是顿悟的过程。

人为万物之灵，灵在何处？灵性一词已经道破了其中的奥秘——灵在人性之中。人性之中有天性，所以灵性来自天人合一之处。"文章本天成，妙手偶得之""天人感应""锦绣文章江山助"等就说明了这个道理，灵感来自大自然。人在某个领域研究和思考多了之后，心有所顿悟，灵有所感应，这就是灵感。灵性也好，善性也罢，都是一种德性，如果将这种德性启发出来，做出对人类有益、对社会有益的事业，就是大功德。比如孔子，全球的孔庙数量众多，孔子在教化世人、稳定社会、安邦治国方面为后人提供了有益的经验，对中华传统文化的形成起到了重要作用；关羽的忠、义、仁、勇，渗透着儒家的伦理道德精神，武圣关公庙遍布海内外，千百年来，人们崇拜关羽，本质上是崇拜关羽高尚的道德人格；诸葛亮一生"鞠躬尽瘁、死而后已"，是中华传统文化中忠臣与智者的代表；杜甫的诗歌在文学史上占有重要地位，而且他忧国忧民的仁政思想也对后世产生了深远的影响；孙思邈悬壶济世、博极医源，对中医学的发展有巨大贡献；范仲淹"先天下之忧而忧，后天下之乐而乐"的思想在文学和教育领域留下了深远影响；孙中山秉持着"天下为公"的理想推翻了两千多年的封建帝制；毛泽东全心全意为人民服务……这些都是大功德，是值得后世学习的德性。他们虽然离我们而去，但他们的精神却能与日月同辉，"高山仰止，景行行止，虽不能至，然心向往之"，这些圣贤、伟人的精神永远值得我们敬仰。

[医师点评]

"人性含灵，待学成而为美……以学饬情，以成其性"，李世民所言的人性含灵指的是人天生具有的灵性，这种灵性是美好的，但处于潜在状态，需要被激发和引导。待学成而为美，意味着通过学习可以使这种潜在的美好品质显现出来，成为实际的美德，这种美德就是孔子讲的"仁"、孟子讲的"善"、宋明理学讲的"天理良心""致良知"。以学饬情，是指通过学习来调整自己的情感和欲望，使其符合道德和社会的要求。以成其性，最终目的是成就和完善个人的本性，使人的天赋和潜能得到充分发挥。健康科普教育向大众提供了科学的健康信息和建议，帮助人们形成健康的饮食习惯、体育活动习惯，以及良好的心理状态和合理的作息时间，对于提升公众的健康水平、预防疾病及提高生活质量具有极其重要的意义。

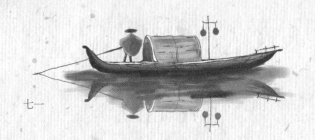

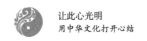
人与禽兽的区别

有一句骂人的话："你这样做事，还像人吗？"这是骂得很重的话。比这更严重的是："禽兽不如的东西。"由此可见，人与禽兽是有巨大区别的。那么，人和禽兽的区别在什么地方呢？

《资治通鉴》告诫我们，君子有勇而无义就会作乱，小人有勇而无义就会去做盗贼。这里的义就是仁义、道义的意思。不管是君子还是小人，如果没有仁义礼智信，就会变成有勇无谋的人，历史上这些人的结局大多很悲哀。项羽能力扛大鼎，结果乌江自刎；吕布有勇无谋，结果成为三姓家奴。而关羽义薄云天，忠义千秋，直到今天，关羽这种讲义气的精神都能庙食于大江南北。这里的"义"主要指正义、情义、义气、仁义。仁义之师，老百姓就会"箪食壶浆，以迎王师"，这是历史的经验与教训。

《中庸》讲"义者，宜也"，义和宜是通音字。这个义，指适宜，适宜就是分寸的意思。中华民族自古以来就是礼仪之邦、仁义之邦。孟子在《孟子·离娄下》中说："人之所以异于禽兽者几希，庶民去之，君子存之。"几希就是很少的意思，庶民指普通的老百姓。整句话的意思是，人之所以为人而不同于禽兽的地方很少（人有道德观念、羞耻之心），（就那一点点差别）普通人把它丢失了，君子却把它保存住了。

中华文化和西方文化有差异性。中华文化强调道法自然，天人合一，王道不外乎人情，还特别强调为天地立心，这个心是良心，是文化之心、人文关怀之心，将这个心扩大到人类，就是人类的文化之心。人同此心，心同此理。"天理良心""不忘初心""以心换心"这些关于心的论述和成语，不好翻译成英语，因为西方没有这些观念和认知，这也是语言的局限性。中华文化用中庸的办法来调和：求大同，存小异。

西方文化强调征服自然，征服宇宙。在心理学领域，西方习惯用狗、兔子、猴子、小白鼠等实验动物做实验，再把用实验动物做出的实验结果套用在人身上，这等于把人的心理和实验动物的心理放在同一位置上了。虽然这些实验动物的心与人的心有相似处（血液循环都靠心脏来维持），但实验动物毕竟是动物，天地之间人为贵，人的"贵"体现在何处？在动物身上实验出来的药物用到人身上，合理吗？动物只是本能反应，人却有能动性、主动性、主观性、顿悟性、灵性。人有改造社会环境和生存环境的能力，动物没有。而且，每一个人都有自己的灵性和天性，用动物实验做出来的结论放在差异很大的人身上，这种研究方式本身就有很多问题。西方这样的研究犯了一个常识性错误，想用物理学和数学来解释和管理社会，但是，社会的复杂性和变化性，人心的不同和环境的不同，不是用物理学和数学就能简单解释的，这是一种机械论的方法，也是中西文化的一个重要区别。许多理论和实验，没有经过三十年的实践检验，就用在社会管理之中，是一种危险的做法，这是国家治理要注意的地方。

人与禽兽最大的区别在于人的"心"可以自己做主，比如，看见弱势群体生活可怜，恻隐之心就会启发，人就想用自己的能力来帮助这些弱势群体，将这种胸怀扩大到全人类，就是人道主义、人文关怀，这也是人类文化的可贵之处。动物只是顺从本能地绵延生命、寻找食物、自我保护而已；而人类可以追求文学涵养、艺术创作、道德情操等，以文育人，促进文明的进程。

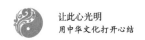
孟子说的"人之所以异于禽兽者几希",差异之处不在身体上,而在"心性"与"心理"上。人与人的相处之道贵在知心和心心相印。这就是人道与兽道的不同之处,体现在"人性"与"兽性"之不同,体现在人心与兽心之不同。"心者,君主之官也,神明出焉",禽兽也有心,但禽兽具备神明这种境界吗?

《孟子·滕文公上》:"人之有道也,饱食、暖衣、逸居而无教,则近于禽兽。"意思是,人是有善良天性的,但吃饱了,穿暖了,住得安逸了,若不加强教育,就和禽兽差不多。

中华传统文化强调"仁""义","仁者,人也""仁,人心也"。仁者爱人,只此"仁""义"二字,便是人和禽兽的区别,这二字也是中华文化绵延千年不绝、生生不息的原因之一。

[医师点评]

人和动物是有着严格区别的。人有人道,禽兽有禽兽的天性,天地之间人为贵。动物实验可以为人类医学研究提供一些参考。实验动物在医学研究中扮演着关键的角色,特别是在初步探索疾病机理、药物作用和安全性评估方面。然而,由于生理和遗传差异、实验室环境的差异、疾病模型的局限性、临床的差异性、研究的规范性等,动物实验结果与人体实际情况会存在差异。研究人员必须谨慎地将动物实验结果转化为适用于人类的结果,并在此过程中遵循严格的伦理道德和科学标准。

中西文化关于心的论述的文化差异

中国有着五千多年的历史，历史中积累的文化也是世界上最丰厚的。纵观历史，中华文化是世界上最重视世道人心这个课题的。我们常说，"得民心者得天下，失民心者失天下""人心齐，泰山移""兄弟同心，其利断金""医者仁心""法安天下，德润人心""宅心仁厚"。一个民族、一个国家只要把心的问题解决了，这个民族和国家就是强大而持久的，这个心，就是人心。"民心所向"说的就是这个道理。

"'高山仰止，景行行止'，虽不能至，然心向往之。"我们问一下自己，我们的心向往什么？谈到心，我们先谈一谈"不朽"这个话题。中华文化认为人可以实现不朽，叔孙豹认为"立德""立功""立言"就可以实现不朽。"立德"，即树立高尚的道德；"立功"，即为国为民建立功绩；"立言"，即提出真知灼见的言论。此三者是可以流芳百世的。1988年1月，诸多诺贝尔奖获得者集会巴黎呼吁："如果人类要在21世纪生存下去，必须回头两千五百年，去汲取孔子的智慧。"直到今天我们还在不断地学习与感悟圣人孔子的《论语》。《楚辞》里描述孔子周游列国："颠簸流离，游说列国，惶惶如丧家之犬，不可终日。"艰苦的环境没有让孔子放弃对教育、文化和道德的坚持，正是圣人孔子的这种精神，使之实现了不朽。这就是传道、授业、解惑的师道情怀。

孔子讲礼乐治国。孟子讲性善论，成就了"人之初，性本善"的价值取向。孟子云："吾善养吾浩然之气。"天地之间有正气，正是这种积极向

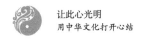

上的价值观涵养了中华民族在困难面前"虽千万人，吾往矣"的坚毅和勇气。唐诗、宋词、宋明理学、心学，以及经典的明朝戏曲、清朝小说等，都是立言。汉唐盛世的文治武功，抗日战争、抗美援朝的胜利，均属立功。先贤对文化的认知、领悟、创造，历经千百年的传承发展，涵养着中华文化的底蕴。历史上圣贤的言论、功绩、价值观，在后人的心里实现了不朽。这就是"慎终追远，民德归厚"的文化之心，也要求我们后来者要对文化有敬畏之心。这也告诫我们：如果一个人没有立德、立功、立言，没有被他人记在心上，那么这个人即使活着，也是行尸走肉。一个人如果有立德、立功、立言，并且得到他人的认可和称颂，那么这个人就可以实现不朽。这就是"有些人活着，他已经死了；有些人死了，他还活着"的现实意义。

中华文化讲世道人心，将人心和世道联系起来，世道好不好，反映在人心的感觉与感受上面。纵观历史，之所以有优秀的唐诗宋词流传至今，都是因为世道人心。世道好了，花团锦簇，文章锦绣；世道不好，文章就是八股文，经不起历史的检验。元朝和清朝有什么好文章流传于世了？与唐诗宋词相比寥寥无几。从这一历史事实看，立言是一件不容易做到的事业。这就是"人心之所同然"的道理。孟子讲："仁，人心也。"这个心就是"人之初，性本善"。尽心知性，尽性知天，就可以实现天人合一的理想境界。中华文化看心，心的境界可以超脱心的器官和肉体，达到心相通和心感应的境界，相关的词语有"母子连心""十指连心""义薄云天""孝感动天"等。

孔子认为培育良心最直接的方法是孝悌路径。将此心扩大到社会大群中就是仁心，扩大到政治治理中就是仁政，扩大到治病救人的领域中就是医者仁心，扩大到教育中就是立德树人。这种心的观念使心实现了生物之心到文化之心的升华。由于中华文化与西方文化关于心的理解不同，导致社会治理有着很大的差异。所以说任何政策和法律，如果脱离了自己民族的文化传统，这种政策和法律就会产生很多问题。产生问题后再予以改进，要耽误多少时间？孔子讲的仁，实际上就是超越小我的自私性，使人合于社会大群的一种以心换心的真性情。孔子讲仁讲礼，这比讲灵魂救赎、讲契约和法律更具体、更实际。人不免有自私自利的习性和一定的认知局限，并且由于地域差异、生活习惯差异、文化差异、信仰差异，导致人与人之间存在隔阂、冲突，这是正常的社会现象。社会的不安和矛盾是由于人心的认知不同而产生的，宗教、法律、观念、管理、价值观等领域也因此产生矛盾。中华传统文化是这样解决这个矛盾的，"万物并育而不相害，道并行而不相悖""各美其美，美美与共"。

中华文化讲"心心相印""心心相通""以心换心""人同此心，心同此理"。西方文化认为物质与精神、身体与灵魂是对立的。西方文化认为人心只是人身体中的一个器官，灵魂需要在宗教中去寻找与解救。中华文化不讲这些对立的二元论，中华文化讲"一阴一阳之谓道，继之者善也，成之者性也"，用阴中有阳，阳中有阴的观点来看问题，可以达到化腐朽为神奇、化干戈为玉帛的功效。西方文化讲灵魂得救，中华文化讲人要求得良心放心，由此可见中华文化看重人心所向，尤其看重人心之相互映照。西方文化讲的灵魂得救，看不见也摸不着，因此，西方宗教始终不能跑到中国人的心里去。

"存天理""致良知"，天理就是人心同然之处，而人欲则是人心之中只知道自己而不理解别人之处，这是因为自己的私心占据了心头的主要位

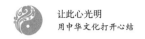

置，私心太重，就会失去人心之同然。失去了换位思维和人同此心的基本认知，就会使人因利欲熏心、利令智昏而引发一系列社会问题。随着资本主义意识的冲击，这种自私自利、利欲熏心的事件不断发生，很多人的道德层次也在下降，这是我们教育需要注意的地方。《中庸》教育我们："唯天下至诚，为能尽其性；能尽其性，则能尽人之性。"只有天下极端真诚的人能充分发挥他的本性；能充分发挥他的本性，也因此能充分发挥众人的本性。孟子云："孩提之童，无不知爱其亲者。"众所周知，孩子在小的时候，没有不爱自己父母的，母子连心就是这个道理。此处的无不知就是人心之同然处。

《周易》教导我们："积善之家必有余庆，积不善之家，必有余殃。"一个家族，抱着十年树木、百年树人的决心去传承，也可以实现不朽。圣人孔子的家族传承至今两千多年，绵延不绝，堪称世界第一家族，这是伟大的传承和不朽。《左传》有云："国之大事，在祀与戎。"人在事业在，不忘过去，不忘奋斗，这种精神人心所向，也是中华民族绵延不绝的原因之一。没有经过历史检验的一些说辞，会在历史的长河中灰飞烟灭。这正应验了杜甫的一首诗："尔曹身与名俱灭，不废江河万古流。"

电影《天下无贼》中有一句经典的台词："人心散了，队伍不好带了。"这个道理很简单，手掌管着五个手指，五个手指的方向不一样。如果将五个指头紧握在一起，这股力量肯定大于一个手指的力量，这就是团结的力量。这也体现了"人心齐，泰山移"的深刻含义。

先觉觉后觉，后觉觉不觉，"果能此道矣，虽愚必明"，这里强调了教育的重要性。中华传统文化关于教育有一个重要的认知：人生下来，有先知者，有后知之，有不知者。先知的让后知的觉醒、觉悟起来；先觉醒的让后觉醒的觉悟起来，这就是教育的宗旨。西方对先觉者和后觉者，分别采取精英教育和群众教育。西方只重视精英教育，这是造成贫富两极分化的原因之一。韩愈在《师说》中教导我们："是故无贵无贱，无长无少，道之所存，师之所存也。"这也是中西文化关于教育的一个差异。

[医师点评]

如何让我们的心安？心安需要身心健康的环境和条件。医学实践证明，心理健康与心脏健康之间存在密切的联系。具体如下：①长期的压力和焦虑状态会影响机体免疫系统的功能，使身体更容易受到感染。某些感染（如肺炎、流感等）会加重心脏的负担，增加心脏病的风险。压力和焦虑可能导致人们采取不健康的应对策略，如吸烟、过度饮酒、过度饮食或者缺乏运动。这些不良的生活习惯都会对心脏健康产生负面影响。②抑郁症对心血管健康的影响是多方面的，包括心率、血压、心脏功能、血液凝固功能的变化，以及可能引发的其他健康问题。总的来说，保持良好的心理状态，采取健康的生活方式，以及寻求适当的心理支持、社会支持、亲情关怀、人文关怀，是维护我们身心健康的重要途径。

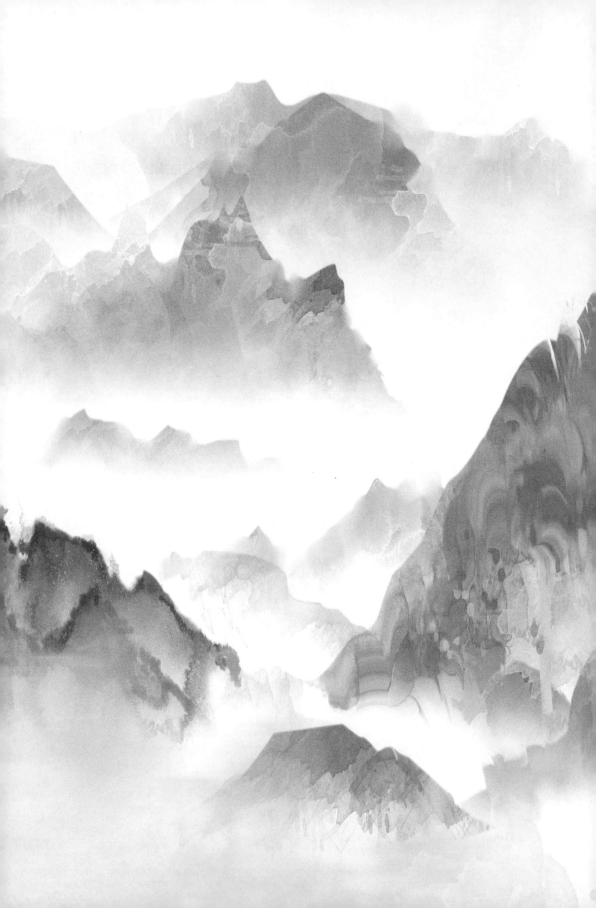

此心安处是吾乡

苏轼的好友王巩因为受到"乌台诗案"牵连，被贬到岭南的荒僻之地宾州，也就是现在的宾阳县。王巩受贬时，只有一个名叫柔奴的歌妓毅然跟随着他到了荒山野岭的宾州。四年后王巩携柔奴北归和苏轼见面，苏轼问柔奴在岭南是不是受了许多委屈？柔奴却回答："此心安处是吾乡。"苏轼听后，大受感动，觉得这句话非常有水平，让自己眼前一亮，心头一惊。于是苏轼灵感大发，写下了著名的《定风波·南海归赠王定国侍人寓娘》，一句"此心安处是吾乡"成为画龙点睛之笔，让这首诗词名扬天下。

让我们欣赏一下这首诗词："常羡人间琢玉郎，天应乞与点酥娘。尽道清歌传皓齿，风起，雪飞炎海变清凉。万里归来颜愈少，微笑，笑时犹带岭梅香。试问岭南应不好，却道，此心安处是吾乡。"意思是：常常羡慕这世间如玉雕琢般丰神俊朗的男子（指王巩），连上天也怜惜他，赠予他柔美聪慧的佳人寓娘（指柔奴）相伴。人人称道那女子歌声轻妙，笑容柔美，风起时，那歌声如雪片飞过炎热的夏日，使世界变得清凉。寓娘从遥远的地方归来，却看起来更加年轻了，笑容依旧，笑颜里好像还带着岭南梅花的清香。我问她，岭南的风土应该不是很好吧，她却风轻云淡地回答，心安定的地方，便是我的故乡。

在这里有必要交代一下乌台诗案的历史背景：当时，宋神宗重用王安石主持变法，王安石变法的出发点很好，但是脱离实际，过于理想化。王安石本人文章写得好，性格却比较固执，听不得批评，犯了天下才子都容

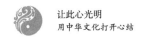

易犯的错误——恃才自傲，导致许多有才华的大才子都反对改革，包括司马光、苏轼、邵雍等。由于苏轼与王安石的政见不合，苏轼遭到排挤和打压。苏轼感到在朝廷无法立足，于是申请外任。在宋神宗的直接干涉下，苏轼到杭州任通判一职，又先后担任密州、徐州、湖州知州。在任职时，苏轼看到了新法执行过程中的诸多流弊。比如新法中朝廷放贷的青苗法、两浙路严苛的食盐专卖法、鼓励人告密的手实法等，触及了地主和权贵阶级的利益，新法在实施的过程中已经变形和扭曲，给广大人民群众带来了大量的负担。王安石变法中的养马制度，让老百姓养马，如果老百姓把马养死了，就要罚款。我国最适合养马的地方在东北和西北，当时的东北被辽国占领了，西北被西夏占领了，而黄河中下游不适合养马，因此，养马制度给百姓带来的负担苦不堪言。苏轼看到政策的问题，心中极为反感，以文章为武器进行规谏和评论，引起了改革派的不满。这就是乌台诗案的时代背景。

唐宋八大家之一的苏轼一生多次被贬，但他是一个打不倒，越挫越勇的勇士，更是一个有风骨的士阶层的代表。我们可以从他的诗词中领略这种风骨。苏轼在《定风波·莫听穿林打叶声》中写道："莫听穿林打叶声，何妨吟啸且徐行。竹杖芒鞋轻胜马，谁怕？一蓑烟雨任平生。料峭春风吹酒醒，微冷，山头斜照却相迎。回首向来萧瑟处，归去，也无风雨也无晴。"意思是，不用注意那穿林打叶的雨声，不妨一边吟咏长啸着，一边悠然地行走。拄竹杖曳草鞋轻便胜过骑马，这都是小事情又有什么可怕？一身蓑衣任凭风吹雨打，照样过我的一生。春风微凉，将我的酒意吹醒，身上略微感到寒冷，看山头上斜阳已露出了笑脸，回头望一眼走过来遇到风雨的地方，回去吧，不管它是风雨还是晴。

诗词中的"一蓑烟雨任平生"和"也无风雨也无晴"，这两句成了千古名句。我们学习和欣赏唐诗宋词，领略古人先贤面对困难时的精神和面对艰难困苦时的方法和态度，有助于涵养内心坚韧不拔的毅力，这种毅力就是文化的力量。

我们应该学习苏轼这种精神，遇到困难，不仅能做到"乱云飞渡仍从容"，还能做到忧国忧民，为朝廷的政策建言献策，不顾个人安危。这就是历史伟大人物和俗官庸官的本质区别。中国历史上每一个朝代都有这样的英雄豪杰，这是中华传统文化精神在历史人物身上的具体体现；也因为有了这些一流人物的行为世范，中华传统文化得以绵延不绝，在这些历史人物身上，可以看到"道之所在，虽千万人，吾往矣"的豪迈和气势。

[医师点评]

"心安"，通常指心理上的平静，安定和无忧无虑的状态。在医学中，"心安"则是指心脏的功能状态平稳，没有病理性的变化，同时精神状态也良好，即人的生理之心与精神之心都很健康，主要体现在以下几个方面：①心理健康；②身体健康；③凡事有耐心，不急不躁；④拥有良好的人际关系。当人们相互理解和尊重时，社会关系就会更加和谐，发生冲突和矛盾的可能性就会大大降低，这种社会凝聚力有助于构建一个更加团

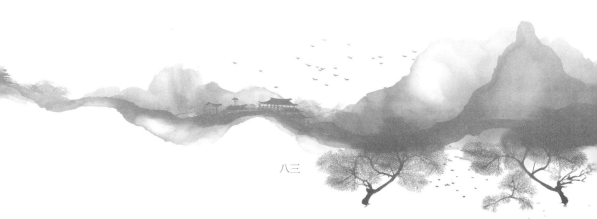

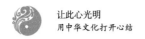
结、进步的社会环境。

那么如何才能保持心安呢？可以通过以下几种方法。①通过冥想、瑜伽、呼吸练习等方法放松身心，有助于达到心安的状态。②保持积极的心态，学会接受自己无法改变的事情，专注于可以控制和改变的事物。③保持良好的作息时间，保证充足的睡眠，合理饮食，适量运动。④参与社交活动，与家人和朋友保持良好的关系，分享快乐和烦恼。⑤在面对困难和压力时，寻求专业心理辅导人员的帮助，学习应对策略和方法。⑥培养兴趣爱好，让自己的生活充实多彩，有助于转移注意力，减轻压力。⑦学会放下过去的遗憾和未来的担忧，活在当下，珍惜眼前的幸福时光。

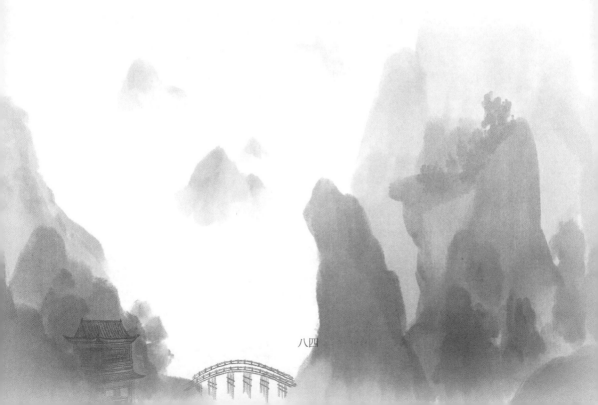

圣人孔子教育我们如何放心

中华传统文化教导我们，积恩为爱，积爱为仁，积仁为灵，这就是心灵美的含义。一个人如果心灵美，就是一个内心充实和精神愉悦的人。善恶的标准，在人心的自然灵觉处。比如我们熟知的"人之初，性本善"，在每一个人的天性之中，有性本善的自然属性，这种自然属性就是心的感觉。人有灵性，主要表现为心有善性。

我们都知道人心的重要性，心为君主之官，神明出焉。人心如果安放好了，我们的身体健康问题也就迎刃而解了。那么，如何安放我们的心呢？人有心，动物也有心。我们知道，动物之心是它们身体的一部分，是身体的一个工具，帮助它们成长、觅食、繁衍后代等。如果这些问题能解决（成长、觅食、繁衍后代等），动物就可以放心了，动物放心的状态是鸟语花香，自然和谐的美好状态。天地之间人为贵，人之心和动物之心是有区别的。我们在解决了成长、觅食、繁衍后代等问题之后，天性中还有恻隐之心、同情心、是非判断之心、善恶之心，我们还有精神方面的追求，比如道德的诉求、大群的安危、文学的修养、音乐的创作、艺术的创造等，这些可以让我们实现精神的愉悦和内心的充实。这是人之心与动物之心的区别。

人是万物之灵，人的心总该有一个安放之处吧，这是人人都需要的。心放在哪里呢？圣人孔子已经给了我们指引。我们都知道，人是社会关系的总和。中华传统文化讲君子和小人，人人都想成为君子，没有人想成

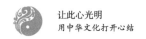

为小人。中华传统文化又讲，君者，群也。我们学习群这个字，左边一个"君"，右边一个"羊"，加在一起就是"群"。道理很简单，君子就是群众的领头羊。领头羊很辛苦，他要照顾自己，还要有能力照顾群众，这是领头羊的责任和使命。圣人孔子教育我们，每个人都要在人群中求得放心，并且给我们指明了方向和路径。这个路径就是：做父母的对待自己的孩子要慈祥、慈爱，尽心教育。"子不教，父之过"，说的就是这个道理。做孩子的对待养育自己的父母要尽孝。"乌鸦反哺""羊羔跪乳"都是中华传统文化中描述孝道的典故。一个人如果连自己的父母都不孝顺，怎么还能指望他去造福群众，他有心思去照顾和他没有感情基础的群众吗？对待朋友，要有忠心与诚心，以及宽恕之心（宽，以体谅之心对待朋友；恕，以仁爱之心对待朋友）。中华传统文化提炼出的仁义礼智信、温良恭俭让，教我们如何安身立命，为我们处理人际关系提供了道德准则和行为世范。如何得民心？圣人孔子强调"仁"，仁者爱人，要将这种爱人的心用到他人身上，将这种心用到政治上叫作仁政，用在治病救人上叫作医者仁心，用在教育上叫作仁义之学。

仁也好，宽恕也好，慈爱也好，孝道也好，都是人在坚信心中的善，这是"人之初，性本善"的本意。由此可见，善是一种人心中的本性，如果违反了善性，人心就会不安。心中不安主要表现在良心受到谴责上，所以中华传统文化讲"为善最乐"，将善性善心最大限度地发挥出来，惠及更多的群众，我们的心就会安宁，我们就会大得民心。比如医生用自己精湛的医术救了许多患者，这就是医者仁心的表现。老师教育了许多优秀学生，这就是先生之风，山高水长的表现。西方文明将心放在宗教信仰和物质权力的追求上，工作日在商场、股票市场上尔虞我诈，休息日做礼拜时希望得到救赎。西方文明误以为掌握科技就能获得心安，科技不断发展，因此不断地引起生产力和生产关系的变动。科技变动，人心也在变动。物质的多少、财富分配的不均，引起了心的不安。科技、财富这些东西本质上是物质，科技再发达，财富拥有得再多，也无法增添我们内心的幸福和精神的愉悦。所以说，物质与"此心安处"没有多大关系。拥有极大的财富就幸福吗？答案显然是不能的。

不全身心追求物质，将精力放在涵养自己的心上，让自己可以成长，可以造福群众，这就是《礼记》中要求的："大道之行也，天下为公，选贤与能，讲信修睦。故人不独亲其亲，不独子其子，使老有所终，壮有所用，幼有所长，矜、寡、孤、独、废疾者皆有所养，男有分，女有归。"这样我们的心就有归属之处了。"独乐乐不如众乐乐"，心有所依，身体力行，就会实现身心合一、身心健康。这是中华传统文化的务实之处。《礼记》中的理想如果实现了，人间就是乐土，心就可以安放，不必向外求得心安。

把仁者爱人的情感与想法扩大到与我们交往的人身上，这种仁者爱人的心别人也会感受到，就可以实现"爱人者，人恒爱之。敬人者，人恒敬之"。人人仁爱，就不会感受到人心惟危，世态炎凉，人和人之间也不再有冷漠。这就是上对得起天，下对得起地，中间对得起良心的做人之道，也就能实现王阳明所说的此心光明。此心光明，人心光明，人的心光明了，就不会被物欲迷惑，不会被私心干扰。在人文关怀、人情关怀、人道关怀上下力气，我们的心就能上升为人文之心。历史上为国家、为民族谋福利，救民众于水火之中的英雄豪杰，他们的心已经升华为大众之心、文化之心。这种心多么让人向往，如同司马迁在《史记》中对圣人孔子的赞

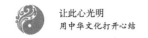
叹："'高山仰止，景行行止'，虽不能至，然心向往之。"

中华传统文化认为率性之谓道，要把人心之中的仁发展到放心的地步就是道。尽己之性可以尽人之性，尽人之性可以尽物之性。这个性就是心性，是我们实现心有所安的大道，也就是孟子所倡导的："学问之道无他，求其放心而已矣。"

千百年前，圣人孔子教育我们如何放心，教育我们把心放在"道"中，放在"仁"中。放心要从孝敬父母，友爱兄弟姐妹开始，对待朋友要有忠恕之心。孟子曰："仁，人之安宅也；义，人之正路也。"孟子教育我们要践行仁道。君子多了，社会风气就会好。在一个讲道德、君子多的社会，人的生命、财产安全和自我实现才有保障，相反则无从谈起。仁义是人区别于动物的主要特征，如果失去仁义，社会就变成丛林社会，弱肉强食。人心如果践行仁道，我们的心就会安宁，从而能够心安理得、心平气和，这样我们的心哪里会怨恨和不安呢？

中华传统文化强调道法自然，从大自然千变万化中去提炼人文的价值和内涵，在视民如伤中去展现自己人生的价值和意义。这就是人文的意义，也是天人合一的文化根基。西方文明将心放在宗教、科技、权力、丛林原则、及时行乐、物质财富上。这是中西文化的一个区别，其中差异需要自己用心去体悟。

[医师点评]

在心内科，不少患者就诊时诉说自己心慌，心安静不下来，医学上称之为心悸，也就是心悸动不安。心悸是一种常见的病症，表现为患者自己感觉自己心跳异常，可能是心跳过快、过慢或者不规律。心悸可以是正常生理反应，例如在剧烈运动、紧张、焦虑或恐惧时，人体会分泌肾上腺素，使心率加快，产生心悸感。但在某些情况下，心悸可能是心脏疾病或其他健康问题的症状。

常见的产生心悸的原因包括①心血管疾病：如高血压、冠心病、心肌炎、心肌病、心肌梗死等各种心血管疾病都可能导致心悸。②内分泌失调：最常见的是甲状腺功能亢进或甲状腺功能减退。③药物不良反应：一些药物，如去氧麻黄碱、阿托品、咖啡因等，可能引起心悸。④情绪因素：过度的紧张、焦虑和恐惧等情绪状态也可能导致心悸。⑤生活习惯：过度饮酒、吸烟；过度饮咖啡或茶、可乐，以及含咖啡因的功能饮品等也可能导致心悸。⑥其他疾病：如贫血、低血糖、低血压、发热等也可能引起心悸。如果出现持续性或严重的心悸，应该及时就医。

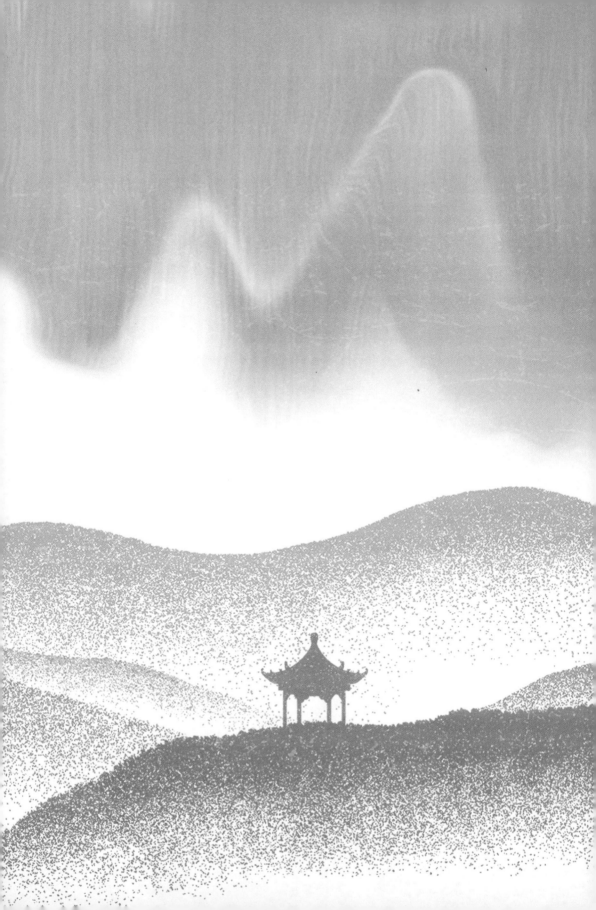

蒙以养正的方法

群经之首的《周易》中的蒙卦说："蒙以养正，圣功也。"意思是说，在我们童蒙的时候就予以正确的教育，是至圣之功德。事物发展的初期，必然蒙昧，所以教育的当务之急，是治蒙之道，培养学生纯正无邪的品质，让学生走出蒙昧，启蒙奋发。

中国互联网信息中心最新统计：除幼儿和不会使用智能手机的老年人外，我国互联网用户 10.51 亿人。所谓的互联网教育，终究不如面对面的教育效果好。互联网医疗吹上天，也不如医生面对面望闻问切亲切。试问一下，这些年所谓的互联网医疗，效果如何？得到了群众的认可和向往了吗？

信息具有先入为主的特点，也就是说，第一印象非常关键。因此，在这个信息泛滥、碎片化信息无处不在的时代里，如何保持定力，如何分辨有价值的信息，如何练就火眼金睛（直指本质的眼力），是我们需要学习和努力的地方。

信息的获取如此方便，想要什么知识都可以信手拈来，为什么我们很难写出像唐诗、宋词、明清小说那样流传千古的文章？条件这么好，为什么写不出第二个气势磅礴的《沁园春·雪》？由此可见，学问不是有了电脑、有了各种检索软件、有了自媒体传播就能做好的。无处不在的信息有可能淹没我们自己，让我们不知道自己这一生来到这个世界能做什么。迷失了人生的方向，就会不知道自己的使命，不知道自己存在的价值，这是

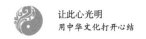

信息泛滥的危害。

不要再沉溺于碎片化的信息之中了，热闹一时，能热闹一世吗？碎片化的信息，能伴随我们一生吗？热闹过后，只剩下寂寞和空虚，这样的人生是我们追求的人生吗？我们需要迷途知返，方能自见生机。许多学生在初中的时候，玩游戏上瘾，误入歧途，结果耽误了学习的大好时机，等到进入社会之后，才知道游戏不是人生的主题，先活下来才是王道，这时候再让他玩游戏，他往往会说没意思。那么什么是有意思的生活呢？

中华传统文化告诉我们三个学习原则：第一，读圣贤书，涵养正气，这叫"独与古人神交"。第二，到大自然中去感受天地之厚德，这叫"独与天地往来"。锦绣文章江山助，天地之大，到大自然中去感应天人合一的境界，寻找自然的天然之美、艺术的意境之妙、诗词歌赋的灵感之境界。第三，到人民群众中去感悟人民群众的忧乐。杜甫在自己的茅草屋被大风吹倒的情况下，能写出千古名句："南村群童欺我老无力，忍能对面为盗贼……安得广厦千万间，大庇天下寒士俱欢颜！风雨不动安如山。呜呼！何时眼前突兀见此屋，吾庐独破受冻死亦足！"正是他这种关心民生，忧国忧民的情怀，使他被誉为一代诗圣。范仲淹年轻时在苏州买的房子风水极佳，有人说住此宅者，当世必出宰相。这话传到范仲淹处，范仲淹脱口而出："如当宰相，必不为私。"他随即把这个宅子捐赠给苏州知府当学校用，既然风水如此好，多培养一些有识之士，报效国家岂不更好？所以范仲淹能写出"先天下之忧而忧，后天下之乐而乐"的千古名篇，也能写出"江上往来人，但爱鲈鱼美。君看一叶舟，出没风波里"这样关心捕鱼者的诗句。这就是关心百姓忧乐，以天下为己任的真实写照。这种充满了情怀的诗，比起现在一些无病呻吟的诗，高下立判。所以，读文史经哲方面的书，我建议最好读一百年以上的，现在的一些作者，动不动就言创新，动不动就推倒重来，动不动就否定一切，这都是自以为是、不知敬畏的一种表现。我们既要守正，也要创新，如何处理好二者的关系呢？我认为，守正的力量要大于创新，这是从历史中吸取的经验与教训，也是文化发展的主流趋势。

如何管理互联网，这是全世界都头痛的问题。如何让手机少干扰孩子的成长，也是全世界家长都头痛的问题。放下手机、远离互联网，到乡村去、到名山大川中去，了解国情，了解民生疾苦，方能领悟"智者乐水，仁者乐山"的深刻内涵。成天抱着一个手机，人岂不变成了手机的奴隶？这是我们追求的人生吗？这样的人生能让我们心安吗？

信息泛滥是指信息数量急剧增加，流速不断加快，以至于超过了人类的信息处理与利用能力，使人们承受着过度的信息冲击，简单来说就是信息打架。信息打架会带来价值观的撕裂，这在互联网上尤为明显，现代称之为"舆情"。在信息泛滥的环境下，人们只相信符合自己价值观的所谓真理，真相和逻辑在信息传播的过程中被忽视，而情感煽动主导舆论，形成了后真相时代。在后真相时代，人们的思想被极端情绪和偏见裹挟，人与人之间进行理性对话太难了，这是我们应该警惕的地方。

如今的社会，互联网既要百花齐放，也要百家争鸣，更需要主流价值观的积极引导。这样我们的文化现象，才是健康、阳光、向上的文化现象。

以上论述了蒙以养正的方法。蒙以养正，方能涵养好主流价值观。孔子在两千多年前就告诫我们："三人行，必有我师焉。择其善者而从之，其不善者而改之。"给我们指出了蒙以养正的方法与路径。

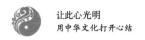
[医师点评]

互联网的出现对人类的影响可谓是天翻地覆，互联网为人类带来进步的同时也带来了诸多的问题。比如网络成瘾症已成为目前人类面临的巨大问题。网络成瘾症是指个体对互联网的使用产生难以控制的强烈依赖，以至于影响日常生活和社会功能。网络成瘾症患者以青少年居多，他们长时间沉浸在网络的虚拟世界中，忽视了现实生活中的社会责任和社交活动。这种行为状态可能源于对现实需求的替代满足，如在现实生活中遇到挫折时，个体可能会逃避到网络中以寻求心理上的慰藉。大数据的精准推送也起到了为虎作伥的作用。网络成瘾症的干预目标不是使患者彻底戒除上网，而是帮助患者建立健康的上网习惯，学会控制和管理自己的上网行为。这包括识别和满足其现实中合理的需求，以及为其提供心理支持和教育，帮助患者逐步减少对网络的过度依赖。网络成瘾症是一个复杂的现象，需要从多个角度进行理解和干预。

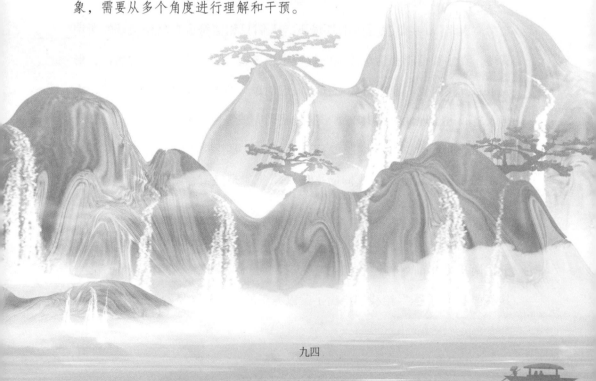

如何涵养文化自信

钱穆先生在《国史大纲》中告诫我们："当信任何一国之国民，尤其是自称知识在水平线以上之国民，对其本国已往历史，应该略有所知……所谓对其本国已往历史略有所知者，尤必附随一种对其本国已往历史之温情与敬意。"

我们讲文化自信，首先要了解什么是文化？钱穆先生在《文化七要素》中论述文化的概念："文化指的是人类生活之总称，而人类生活则是多方面各种部门之配合。人类文化逐渐演进，则方面愈广，部门愈杂。但扼要分析，我们仍可将人类生活之诸多形态分化成七个大部门，我们此刻称之为文化七要素。古今中外各地区，各民族一切文化内容，将逃不出这七个要素之配合。"文中说的七个要素分别是：经济、政治、科技、宗教、道德、文学、艺术。

我们讲文化自信，如果一个学生不了解文化应该包括什么内容，怎么做到文化自信呢？我们现在的应试教育，不停地考试，考试是工具教育的主要方式，而学的和考的与涵养心性、充实精神没有太多的关系。如果只有工具教育，那么教育就失去了以文育人的意义。如果学生不去学这些具有文化涵养、民族精神、历史精神的内容，学生又怎么能成长为国之栋梁呢？如果一味地进行工具教育，就会导致学生厌学情绪的蔓延，以至于产生焦虑和自卑心理，时间久了就会导致文化不自信，成为考试机器，从而丧失了对学习的兴趣，以及再学习的能力。许多学生反映学伤了、考伤

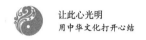
了，估计是心伤了。

纵观历史，中华文化绵延五千多年，是世界上唯一没有文化断层的民族，也拥有着世界上最宽广、最博大精深的文化。我们应该让孩子在小的时候多接触中华文化简易读本，从历史、文化角度厚植爱国主义思想，厚植中华文化的民族精神和历史精神。

历史一再证明，意识形态的领域我们不去占领，就会被别人占领。我们熟知的课文——《最后一课》，讲述的是普法战争后，战败的法国被迫将阿尔萨斯和洛林割让给普鲁士。普鲁士国家禁止这两地的学校再教授法语。这里的乡村小学迎来了最后一堂法语课。小学生小弗郎士因为上学迟到了，非常担心被老师韩麦尔先生惩罚，但是他到了学校却看到这样一番景象：教室里不再乱糟糟一片，老师也不再那么严厉。这一切让小弗郎士感到奇怪。但是当他得知这是学生在上最后一堂法语课时，他非常震惊！他顿时对以前读书的不努力感到后悔。在最后一堂课结束时，韩麦尔先生在黑板上尽可能大地写出了："法兰西万岁！"《最后一课》是一篇世界名著，讲述了爱国主义和民族文化的重要性。

1910 年，朝鲜被日吞并，沦为殖民地，日本要求当地学校教授日语和日本文化，三十年后，朝鲜的学生长大成人，很多人满脑子都是日本的观念，这就是文化侵略。

培养文化自信，应该在小学建立"修身课"。修身、齐家、治国、平天下，这是中华传统文化传承下来的智慧，千万不能丢弃。据媒体报道，一个六岁的小男孩独自乘电梯时，对着电梯楼层控制指示牌撒尿，引发电梯失灵，电梯直坠导致小男孩颅脑严重损伤，经过抢救，16 天后苏醒过来。又据媒体报道，有一家三口乘高铁出门旅游，孩子一边玩游戏，一边不停地用脚踢前面乘客的靠椅（估计由于兴奋）。前面的乘客客气地让孩子不要踢了，孩子父母回复说："又没有踢着你，干什么对孩子大吼大叫。"双方矛盾升级，前面的乘客和孩子家长大打出手，一场美好的旅游取消，取而代之的是到派出所接受处理。类似这样的案例无处不在，这些案例告诉我们，规矩是多么的重要。国有国法，家有家规，待人接物要有礼貌，心平气和，平易近人，这些都是做人基本的礼节，也是修身课内容之一。中华传统文化的修身教育告诉我们：不能斜眼看人；在公众场合不能大声喧哗；不能跷二郎腿；不能嘲笑残疾人；不能顶撞父母和老师；不能撒谎；客人进门时和离开时要打招呼，要热情好客；去别人家做客时，要有分寸感，主人家的卧室没有邀请不能进……这些家规、待客之道、餐桌注意事项、处世基本礼仪等都是修身课的基本内容。"自天子以至庶人，壹是以修身为本"，这里的"壹"即皆是和一切的意思。修身教育好的家庭，孩子言谈举止都有家教。修身教育不好的家庭，孩子言谈举止任性粗暴，没有同理心也没有边界感，全是任着自己的性子使劲发泄，这和野兽有什么不同？

"文化自觉"的概念是费孝通先生提出来的，是指生活在一定文化历史圈子的人对其文化有"自知之明"，明白它的来历、形成过程、所具有的特色及发展趋势。

国家提出的"两个结合"，即"把马克思主义基本原理同中国具体实际相结合、同中华优秀传统文化相结合"，可谓正逢其时，有如时雨化之。我们明白了文化学和修身课的重要性之后，就会多一分文化素养，少一分校园霸凌；多一分修身教养，少一分矛盾纠缠。如此，我们也能理解文化自信的路径和方法，这也是本文的初心与使命。

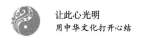
[医师点评]

坚持道路自信、理论自信、制度自信和文化自信，是不断把中国特色社会主义伟大事业推向前进的内在动力，也是实现中华民族伟大复兴中国梦的根本保障。现代社会中有些人严重缺乏自信，表现为在社交场合中感到极度的不适和焦虑，缺乏人生目标和奋斗的动力，医学上形象地称之为"空心人综合征"。该类患者通常对社交场合感到极度不安和紧张，他们可能会担心自己的言行举止被他人评价或被拒绝；或者感到与他人之间存在隔阂，难以建立真正的情感联系，进而感到孤独和无助；或者常常对自己的身份和价值产生困惑。他们可能不确定自己在社会中扮演的角色是什么，导致他们对自己和他人的评价产生负面的思考。由于社交困难，"空心人综合征"患者可能在学校或工作中遇到困难甚至受到限制。

长期的社交障碍和孤独感可能导致"空心人综合征"患者出现其他心理健康问题，如抑郁症、焦虑症等。这些问题可能进一步加剧他们的社交困难，形成恶性循环。对患有"空心人综合征"的人来说，寻求专业心理咨询和支持非常重要，通过适当的帮助和支持，患者可以逐渐克服这种困扰，重新建立健康的人际关系和自我认同。

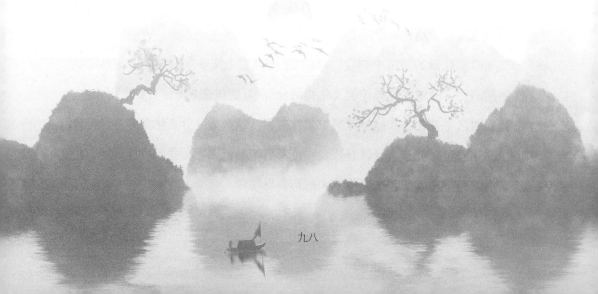

一个中国"文盲"感动了美国

丁龙，一个普通的美国华工，山东人，没有接受过正统的教育。他于清末到美国打工，在他去世后，美国哥伦比亚大学设立了以丁龙命名的讲座，是全美第一个设立的专讲中华文化的讲座。

哥伦比亚大学是世界著名大学，美国前总统奥巴马，1983 年获得哥伦比亚大学文学学士学位。哥伦比亚大学自建校以来，已有 70 多位校友获得诺贝尔奖。马寅初、冯友兰、宋子文等均在该校留学。这么有名的一所大学，缘何为一个"文盲"华工设立讲座呢？这得从一个故事讲起。

美国南北战争时期，有一位将军退伍了，家住纽约。这位将军脾气暴躁如雷，待人刻恩寡薄，佣人换了一个又一个。1880 年，丁龙来到他家当佣人，这个将军一言不合就开口骂丁龙，丁龙感觉自己没有犯错却挨骂，心中有很大的委屈，一生气就辞职不干了。没过几天，将军家里失火了，丁龙奋不顾身地帮忙救火，火被扑灭后，将军惊讶地问丁龙："我把你骂跑了，你怎么还来帮我？"丁龙说："听说你家里着火了，你也正需要帮助。我们中国人讲究孔子的忠恕之道，以德报怨，你在危难之中需要救助，所以我应该来。"将军更加惊奇地说："孔子是中国几千年前的圣人，我不知道你还能读懂他的书，还懂得中国的圣人之道。"丁龙说："我不识字，不读书，这些道理是我父亲讲给我的。"将军又说："那你父亲肯定是一个学者了。"丁龙说："不是，我父亲也不识字，是我祖父给他讲的。我祖父也不是读书人，是我曾祖父给他讲的，再往上我也不清楚了。总之，我家世

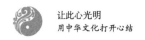
代都不读书，都是种田的庄稼汉出身。"将军听了，不可思议地摇摇头。从此他们由主仆关系变成朋友关系，丁龙又回到了将军家照顾将军。

岁月不饶人，丁龙和将军都老了。丁龙在临终前对将军说："我在你家半辈子，吃你的，住你的。现在我要死了，我决定把这些年积攒的钱送给你，本来这钱也是你的。"将军非常感动，于是他在丁龙的这些钱里又加上了自己的储蓄，合计 21 万美元，一并捐给哥伦比亚大学，在大学里设立讲座，专门研究中华文化，这个讲座就叫丁龙讲座，让美国人民有机会了解中华文化。

丁龙真诚、宽容、以德报怨的处世风格，使中华文化扎根在美国，丁龙讲座如长明灯长久不熄，照耀和感染着每一位来哥伦比亚大学学习的学生。哥伦比亚大学校长保罗认为，丁龙不是一个学者，不是一个将军，不是一个重要的人物，他仅仅是美国第一代华人移民中的一个。他捐出来的是钱，但更重要的是贡献了他的视野和理想，我们这个机构（哥伦比亚大学）存在的意义就是要在这个充满冲突与对抗的世界里，建立一种属于我们自己的理解和对话的方式，所以我们需要认识并嘉奖这样一种视野，同时，认识并嘉奖这样的人，尊重他的贡献，让世人知道并记住丁龙的名字。

常常会有人问：文化是什么？文明是什么？其实脱离了真、善、美、爱，我想这一切都会成为无源之水。只有择其善者而从之，其不善者而改之，世界才能和谐相处，各美其美。

"我不识一字，也要堂堂正正做一个人。"丁龙践行圣人孔子的忠恕之道，能做到以德报怨。以德报怨的意思是，用恩惠去回报怨恨。这种行为和西方以牙还牙、以眼还眼的价值观完全是相反的。这种品德不仅感动了将军，通过哥伦比亚大学的教化，也感动了整个美国和世界，这就是中华文化的生命力。得民心者得天下，这个民心，就是文化之心，文化之心自然就包含真诚、善良、慈悲之心、仁者爱人、以德报怨、忠恕之道……有了文化之心，我们还用发愁自己处理不好群众关系吗？

　　君子不念旧恶，有情有义有德，能做到以德报怨；小人忘恩负义，无情无义无德，以怨报德。区分君子与小人的关键之处就是看这个人有没有以德报德、以德报怨的胸怀。

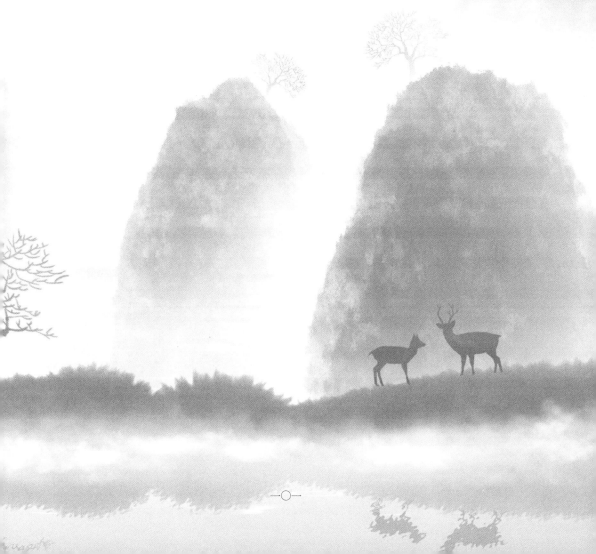

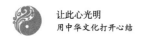
［医师点评］

丁龙讲座是美国哥伦比亚大学的一个重要讲座，也是美洲大陆第一个以特别基金设立的汉学讲座。丁龙，原名马万昌，也称马进隆，是一位来自广东台山的普通华工，在清末被贩卖至美国，后来他成了美国卡本蒂埃将军的佣人。丁龙深得卡本蒂埃将军的敬重，卡本蒂埃为了纪念他，捐资给哥伦比亚大学设立了专门研究汉学的丁龙讲座。丁龙讲座不仅是对丁龙个人的纪念，还是对汉学研究的一种推动和认可。哥伦比亚大学通过这个讲座，表彰和鼓励在汉学领域做出杰出贡献的学者。这个讲座体现了汉学在国际学术界的重要地位。

"守望相助，疾病相扶持"是中华传统文化的重要理念，从某种程度上讲，丁龙照顾美国将军有一定的公益性。工作之余多参加一下公益活动对我们的身心健康有十分积极的影响。公益活动能让参与者看到自己的努力对社会或他人有直接的正面影响，这种感觉有助于减少焦虑和抑郁情绪，提高心理韧性。在公益活动中，人们有机会结识来自不同领域、不同背景的人，这种社交互动有助于建立社会支持网络，增强社会归属感和社会联系，提升人们整体的生活满意度。通过公益活动，人们可以实现自我价值，感受到自己对社会的贡献，这种成就感对于个人的自信心和自尊心都有正面的促进作用。因此，参加公益活动不仅能够促进个人的身体健康，还能够提升心理素质，培养积极的生活态度，增强社交能力，提升幸福感，实现自我价值，并有助于维持认知功能。积极参与公益活动是一种有益于身心健康的生活方式，建议在社会、学校、家庭中多举办丰富多彩的公益活动。

孟子是世界上最早用教育这个观念的圣人

孟子提到君子的三种快乐："父母俱存，兄弟无故，一乐也。仰不愧于天，俯不怍于人，二乐也。得天下英才而教育之，三乐也。"从现有文献记载来看，教育一词最早出现在《孟子》一书中，孟子是世界上最早用教育这个观念的圣人。

孟母被称为"母教第一人"。南宋时的启蒙读本《三字经》中第一个典故就是"昔孟母，择邻处。子不学，断机杼"，孟母三迁、断机教子的故事家喻户晓。明朝时山东监察御史钟化民在《祭孟母文》中赞扬孟子的母亲："子之圣即母之圣……人生教子，志在青紫。夫人教子，志在孔子。古今以来，一人而已。"这是对孟母教育的最高肯定与赞誉，千百年来，鼓励了无数的母亲致力于教育事业，这是中华民族家庭教育的文化根基。

母教第一人——孟母，在培养孟子时有三则故事广为流传，对我们有很大的启示。孟子在小的时候，父亲早逝，他的母亲含辛茹苦地养育着孟子。最开始，孟子家里居住的地方离墓地很近，孟子就学了一些丧葬、痛哭之礼。孟母想：这个地方不适合孩子居住。于是她带孟子离开了此地，将家搬到街上闹市处。结果这个地方离杀猪宰羊的地方很近，孟子又学了些做买卖和屠杀的事情。孟母又想：这个地方还是不适合孩子居住。于是她又将家搬到学校旁边。当时，官员要进入文庙行礼跪拜，揖让进退，孟子也跟着学习。孟母这才安心，认为这是适合孩子居住、有利于教育的地方，于是就在这里定居下来了。

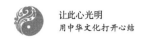

孟子天生良知良才，后人称孟子"醇乎其醇""先知先觉"，认为他天生就具有灵性与慧根。但孟子小时候也有一般儿童共有的贪玩习性。有一天，孟子竟然逃学在外面玩了半天。当孟子回家时，孟母已经知道了他逃学的事情。孟母把孟子叫到一边，拿起一把剪刀，将辛苦织好的布拦腰剪成两段，孟子惊讶地问道："织好的布用剪子剪断岂不太可惜？"孟母对他说："你荒废学业，如同我剪断这布一样。"孟母用"断织"来警喻"辍学"，对孟子指出做事半途而废会产生很可怕的后果。"断织督学"的一幕在孟子的心中留下了深刻的印象，从此以后，孟子孜孜汲汲，勤学不息，最终成了天下有大学问的人，被誉为亚圣。

孟子在五十岁时曾想去宋国实现自己平天下的理想，但是他又想孝敬母亲，觉得不能离母亲而去，心里忐忑不安。孟母已经年老，而孟子也已是知命之年，整日长吁短叹，闷闷不乐。孟母问明原因后，对儿子说："今子成人也，而我老矣！子行乎子义，吾行乎吾礼。"意思是，你已经成人，而我已经老了，你要践行平天下的事业就去吧，我也会遵守我的礼仪（照顾好家里）。这就是"父母在，不远游，游必有方"的道理。"方"指一定的去处、奋斗的方向。于是孟子再次周游列国，践行传道、授业、解惑的圣贤之道。

孔子教育我们，要认真对待小事，不要小看把一件小事做成的努力。一件小事做成不是容易的事情，更何况培养人才？现在许多家长有一个错误的认知：只要把孩子送到学校，就尽到了教育的责任。教育受到以下几个因素的影响：①孩子自身的潜能。②一流的老师。经书易得，人师难求，就是这个意思。③父母的教育。父母是孩子的第一个老师，也是最重要的老师，这是家长要注意的地方，也是要精进用力的地方。④社会大环境的影响。由此可见，父母对孩子的教育至关重要，我们的父母更加需要教育，需要学习如何教育。

"得天下英才而教育之，三乐也。"这是中华民族重视教育的历史原因。中华民族有着厚重的文化底蕴，这是一笔无形的宝库和智慧，需要我们去学习、弘扬、传承。这也是守正创新、立德树人的出发点和发力点。若使用的是一些没有经过历史检验的教育方法，就难以做到"善教得民心"，我们需要选择适合我们的教育之路。

[医师点评]

父母是孩子最早接触并长期观察、模仿、学习的第一任老师，家庭教育是孩子成长过程中非常重要的部分，对孩子的成长和发展有着深远的影响。家庭教育的主要内容包括但不限于：①基本生活技能的培养。如自我照顾、社交技巧、情绪管理等，这些技能对孩子的日常生活和未来的独立生活至关重要。②塑造孩子的价值观和道德观。父母的行为和态度会直接影响孩子的价值观和道德观的形成，这就是言传身教的重要性。③提供情感支持。父母的爱和支持可以帮助孩子建立自信，有助于形成积极的自我。④培养良好的学习习惯和读书的习惯。⑤帮助孩子融入社会。父母可以让孩子学会如何与他人交往，如何处理人际关系，培养他们的社会适应能力。⑥建立良好的行为模式。家庭环境可以帮助孩子建立良好的行为模式，如尊重他人、负责任、诚实守信等。⑦提供个性化教育。父母比其他任何人都更了解自己的孩子，他们可以根据孩子的兴趣和能力提供个性化的教育，帮助他们发展潜能。

更早的家庭教育，来自胎教。胎教是指对母体内的胎儿进行教育和培

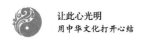
养。有研究表明，胎教可以影响胎儿的大脑发育，对其智力发展有积极作用。胎教还有助于胎儿情绪稳定和行为能力的形成。胎教是一个全面的、积极的影响过程，它不仅关注胎儿的成长，也强调孕妇的身心健康。孕妇在妊娠期应保持乐观，避免压力和焦虑，因为孕妇的心理状态会影响胎儿的健康。通过胎教，可以为胎儿提供一个优质的成长环境，为其未来的发展和学习打下良好的基础。

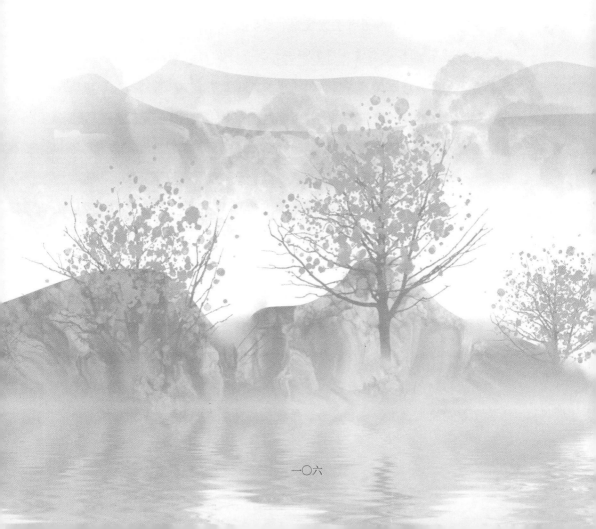

学问之道无他，
求其放心而已矣

孟子云："仁，人心也；义，人路也。舍其路而弗由，放其心而不知求，哀哉！人有鸡犬放，则知求之；有放心而不知求。学问之道无他，求其放心而已矣。"仁指人心；义指人应该走的路。放弃了人生应该走的正道和大道不走，丧失了善良的本性而不知道去寻找，真是一件可悲的事情！有的人鸡、狗丢失了便知道去找回来，有的人丧失了善良的心却不知道去寻找，学问之道没有别的什么，就是找回那丧失了的善心罢了。

《中庸》告诉我们："仁者，人也，亲亲为大。义者，宜也，尊贤为大。亲亲之教，尊贤之等，礼所以生也……是以君子不可以不修身。思修身，不可以不事亲；思事亲，不可以不知人；思知人，不可以不知天。"意思是说，仁就是人自身具有的爱人之心，亲爱亲人就是最大的仁。义，就是事事做得适宜，尊重贤人就是最大的义。亲爱亲人要分亲疏，尊重贤人要分等级，这就产生了礼。所以，君子不可以不修身，要想修身，不能不侍奉父母亲人；要侍奉父母亲人，不能不了解人；想要了解人，就不能不知道天理。

极高明而谓之中庸，中庸是一个极高明的方法论。"不偏不倚谓之中"，"庸"通"用"，用者，通也，"用"有功勋、功劳的含义。中庸是中华民族处理问题的一种智慧。孔子说："君子中庸，小人反中庸。"中华传统文化讲君子和小人，修身是君子的基本素养和修养，小人任由自己的

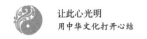

性情发展而不知敬畏。由此可见，修身是一件多么重要的事情。修身、齐家、治国、平天下，一个人如果修身做得不好，就不能把家治理得井然有序；如果家都治不好，就更谈不上治国和平天下。儒家告诉了我们修身的路径，修身要先从孝敬父母开始。我们试想一下，一个人连自己的父母都不能侍奉好，还能让他友善和蔼、平易近人地对待同学、同事、弱势群体吗？这显然是不可能的。这就是一屋不扫何以扫天下的基本道理。

人际关系是一门学问，处理好个人和社会大群之间的关系，对我们成就事业极为重要。一个人要在社会上立足，把一项事业干好，没有良好的人际关系、群众基础，可以说是寸步难行。刘邦打天下，有汉初三杰萧何、韩信、张良在支撑。东汉刘秀打天下有云台二十八将。唐太宗李世民打天下，有凌烟阁二十四功臣的加持，也因此成就了盛世王朝"贞观之治"。唐太宗认为"为人君者，驱驾英才，推心待士"，他为了怀念当初一起打天下的众多功臣，命阎立本在凌烟阁内描绘了二十四位功臣的画像，这就是著名的《二十四功臣图》，他还命宫廷画师绘"秦府十八学士图"，以彰显礼贤之重。据历史记载，在某次与宋军的交战中，李世民两天肚里无食，三天和衣而卧，军中唯一的存粮就剩一只羊，李世民下令将羊杀了，和将士们一起喝汤，同甘共苦。这就是历史上有名的雀鼠谷之战，唐军和宋军打了八次大仗，八次获胜。大唐盛世的历史经验是：要成就一番事业，一定要群贤毕至，花团锦簇。

"学问之道无他，求其放心而已矣。"我们的教育应该在这方面用力，我们的家庭教育应该将"学问之道，求其放心"作为涵养文化自信的主要内容。正如一副对联所说："数百年旧家无非积德；第一件好事还是读书。"

[医师点评]

中庸之道是中华传统文化中的核心观念，它强调的是一种平衡和谐的生活态度和行为方式。中庸之道与身心健康之间存在着密切的关系，这在医师的临床工作中深有体会。比如人体的各种指标和参数，如体温、体重、心率、呼吸、血压、血糖、血脂等，均应遵循中庸之道，太低了不行，太高了也不行，合适的才是最好的。而且要针对不同的个体，结合个体的各种情况综合判断，不能所有人都遵循同一个标准。

中庸之道倡导情感的适度表达与抑制，过度的情绪波动除可以诱发高血压危象、心力衰竭或心律失常、心肌梗死外，还可以导致心尖部球囊样膨出（应激性心肌病）。中庸之道认为幸福是相对不幸福而存在的，它们相互包含且可以彼此转化。中庸之道还强调不偏离、不变换自己的目标和主张，这是一种持之以恒的成功之道。中庸之道体现在人际交往和社会生活中，它鼓励人们在处理人际关系时采取温和、包容的态度。总之，中庸之道通过倡导适度、平衡与和谐的生活方式，对个人的身心健康产生积极的影响。通过实践中庸之道，人们可以在快节奏和压力巨大的现代生活中找到一种稳定和宁静的状态，从而维护和促进身心健康。

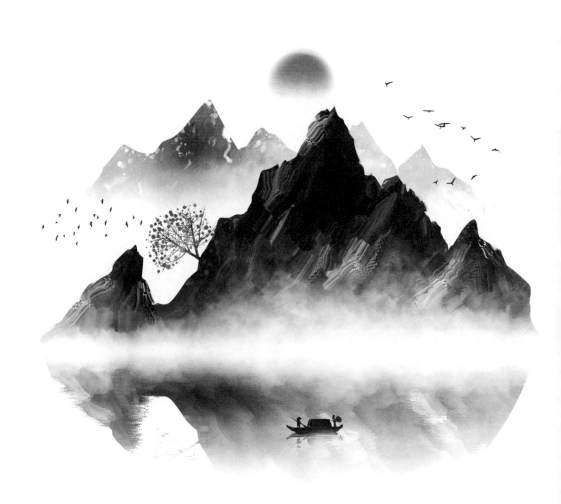

王阳明为什么说学生立志是头等大事

孟子云："志至气次。"说明了立志和志气的重要性，他强调"我善养吾浩然之气"，并且认为"夫志，气之帅也"。中华传统文化要求我们做人要有志气、骨气、正气。志气具备主导情绪、统帅性情的功能。

明朝心学大家王阳明认为，学生立志是头等大事。立志需要和人的禀赋、兴趣爱好联系起来，也就是孔子所说的"知之者不如好之者，好之者不如乐之者"，从而实现孟子要求的独乐乐到众乐乐的跨越，避免产生剑走偏锋、离经叛道、数典忘祖、自娱自乐的狭隘心态。教育的实践证明，兴趣是最好的老师，也是最好的内在驱动力。学生如果把时间和精力投入在自己感兴趣的事情上，那他必然能有所长，有所建树。这就是圣人孔子倡导"有教无类""因材施教"的教育含义。

"善治病者，必医其受病之处。"现代社会压力大，竞争激烈，如果缺乏化解压力的办法和认清问题本质的能力，就会活得很累。大量快捷的资讯，反而让人迷茫。信息茧房带来的负面影响，让人只活在自己狭隘的世界里，影响着自己的价值观，这是我们应该关注的问题。

巨大的压力之下，有人佛系，有人内卷，有人干脆躺平，也有年轻人啃老，还有人干脆"发疯"。有人把精神寄托于宗教，有人把精神寄托在网红、流量明星身上……这些都是缺乏正能量的行为，这样做，不仅是对生命价值的不尊重，更是在浪费自己的大好年华。诸葛亮的《诫子书》讲道："夫君子之行，静以修身，俭以养德。非淡泊无以明志，非宁静无以

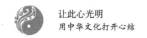
致远。夫学须静也，才须学也，非学无以广才，非志无以成学。淫慢则不能励精，险躁则不能治性。年与时驰，意与日去，遂成枯落，多不接世，悲守穷庐，将复何及！"意思是，有道德修养的人，依靠内心的宁静来修养身心，以俭朴的行为来培养自己高尚的品德。不恬静寡欲就无法明确志向，不排除外来干扰就无法达到远大目标。学习必须静心专一，而才干来自勤奋的学习。如果不学习就无法增长自己的才干，不明确志向就不能在学习上获得成就。纵欲放荡、消极怠慢就不能勉励心志使精神振作，冒险草率、急躁不安就不能修养性情。年华随时光而飞驰，意志随岁月逐渐消逝，最终枯败零落，这样不接触世事、不为社会所用，只能悲哀地困守在自己穷困的破舍里，到时悔恨又怎么来得及？

资本主义和商业主义漫无目的地发展，西方国家过分推崇人文主义，造成个人私欲的膨胀，而世界的资源是有限的，资本家把资源早早地抢到自己手里，这是导致贫富差异的历史原因。现代科技的快速发展，对资源的过度开发，导致地球资源濒临枯竭。社会压力过大会使人们存在普遍性的迷茫甚至精神危机，"佛系""躺平""内卷"，这些负能量词语对人的心理健康会造成一定的负面影响，使精神更加焦虑。

我们在认清了社会发展的趋势后就会明白，脚下站立的地方就是我们安身立命的地方，也是我们建功立业的地方。面对环境被破坏、食品不安全、资源不够用、道德严重滑坡等问题，抱怨没有任何意义。只有立大志，并且坚韧不拔地去执行，久久为功，久久为善地去践行自己的使命与责任，方为正道。"侠之大者，为国为民"，这就是一种立大志。清朝末年张之洞有一句警世名言："古来世运之明晦（光明与黑暗，晴天与阴天），人才之盛衰，其表在政，其里在学。"由此可见，学术的正义与邪恶，关乎人才、关乎国运、关乎治乱兴衰，所以说，立志是人生的头等大事。

[医师点评]

立志是一个人的头等大事。我们在面对疾病时，尤其在慢性疾病的治疗、康复、预防上，要立志改变不健康的生活方式，按时休息、按时服药、定期复查、不适随诊，这是身体能否康复的决定因素。

不健康的生活方式是指那些可能对身体健康产生负面影响的行为和习惯，包括①饮食习惯不健康：喜欢重口味、高糖高脂的食物（如高温油炸的食品，含反式脂肪酸的食品），缺乏蔬菜、水果、优质蛋白和纤维素等营养物质的摄入。②缺乏体育锻炼：长期缺乏体育锻炼会增加心血管疾病，以及肥胖、骨质疏松等疾病的患病风险。③睡眠不足：经常熬夜、睡眠不足或睡眠质量差等会影响精力和免疫功能，增加抑郁症、焦虑症、心血管疾病等的患病风险。④吸烟和酗酒：吸烟、饮酒成瘾本身就是慢性病，与多种慢性病如癌症、心脏病、肝病等相关联。⑤压力过大：长期处于高度压力下可能导致心理问题，还可能影响免疫系统的功能。⑥药物滥用：不正确或滥用药物（包括非法药物和处方药），可能导致严重的健康问题，甚至危及生命，毒品更是要远离。⑦不良卫生习惯：如饭前便后不洗手或洗手不认真，不坚持刷牙等，可能引发传染病和其他健康问题。⑧久坐不动：长时间久坐不动与肥胖、心血管疾病、糖尿病等健康问题有关。⑨其他：如不做常规体检，忽视身体发出的不适信号。

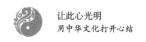
浅论《道德经》中的三宝

《道德经》中老子说："吾有三宝，持而保之。一曰慈，二曰俭，三曰不敢为天下先。"

"一曰慈"，慈有慈爱、仁慈、慈祥、慈善之意。慈悲为怀、慈眉善目都说明了人们对慈的认可和追求。

"二曰俭"，要求我们要勤俭节约，李商隐有诗云："历览前贤国与家，成由勤俭破由奢。"一个家庭，一个国家，如果奢靡之风盛行，就会有危险。道理很简单，世界上的财富是有限的，怎么可以无休止地浪费和挥霍呢？"谁知盘中餐，粒粒皆辛苦"，这首诗告诉我们，每一粒粮食都要经历农民的辛苦耕耘，又经过厨师的辛勤制作，才能到我们的餐桌上，我们怎么能够浪费呢？有人说，我花自己的钱，与浪费有什么关系？我们不要与这些人去争辩，能说出这种话，就是缺乏文化涵养和道德素养的表现。一个人不知道节俭，不知道尊敬别人的劳动果实，是难以堪当大任的，这是历史的经验教训告诉我们的。

"三曰不敢为天下先"，老子云："圣人之道，为而不争。"意思是，圣人处世，付出了许多而不去争夺功劳，遇见困难就迎难而上，受到嘉奖会谦让。公道自在人心，争会引来无休止的纷扰。不敢为天下先，就是为而不争的一种表现。我们观察桃树和梨树，春天开出花蕾，花蕾再经过风吹雨打，开成花，长出小果子，小果子还要经历狂风、暴雨、烈日，才能成为成熟的果实。一个才能或品行出众的人容易受到嫉妒，这就告诫我们即使才华横溢，也要谦尊而光。"不敢为天下先"告诫我们要涵养"圣人之道，为而不争"的品德，方为正道。有人会说，我们如果按照文章的告诫去做，吃亏了怎么办？群众的眼睛是雪亮的，只要我们久久为功，久久为善地去做人做事，"德者，得也"，你的道德素养有多高，就会得到多少回报，这是一个因果关系，与迷信没有任何关系。

《道德经》告诫我们："道者，反之动。弱者，道之用。"辩证法是我们在工作中经常运用的方法，辩证法认为一切事物内部都有矛盾存在。"物极必反""否极泰来"这些词语都说明了"道者，反之动"的深刻道理。"道者，反之动"也包含了中庸的智慧，遇到困难，不偏激，不发狂，冷静看待，沉着应对，事物发展到了极限，就会走向反面，要认识到矛盾的双方可以相互转化。"弱者，道之用"，《道德经》要求我们要上善若水，以水为师。水利万物而不争，意思是说至高的善德善举就如同水的品性一样，默默滋养世间万物而不争强好胜。"弱者，道之用"也包含了"不敢为天下先"的深刻道理，"木秀于林风必摧之""枪打出头鸟"等谚语都对其做出了解释。

"紫气东来"这个典故大家都熟悉，讲的是老子骑着青牛向西而行的故事。老子是有大智慧的圣人，在周王朝担任主管图书典籍的官职。他七十多岁的时候预知天下将要大乱。当时周朝的诸侯之间为了争夺地盘和权位，经常发生战争，也就是孟子所说的"春秋无义战"。老子预料将来会发生更大的战乱，于是就辞官不做，骑着一头青牛，离开了洛阳，他向西走去，打算过函谷关找一处地方隐居起来。守关的尹喜一大早起来看见东边有祥和的紫气迎面而来，知道有圣人将经过函谷关，没多长时间，果然看见老子骑着青牛而来，紫气东来比喻祥瑞降临，是吉祥的征兆。

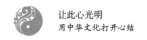

《道德经》是西方人最感兴趣的来自中国的哲学著作，也是全世界除《圣经》外被翻译成外国语言发行量最多的著作。1988 年，美国总统里根引用了《道德经》中的"治大国若烹小鲜"，来说明治国的政策不能朝令夕改，要有稳定性。《周易》被称为群经之王，《道德经》则被称为万经之王。经者，径也，路径的意思。意思是说，我们要获得智慧，必须向经典学习，这是增长我们智慧的路径之一。《道德经》全书五千多字，几千年以来，我们都在传承、学习、领悟其中的大道和德行。道，顾名思义，具有方向、目标、规则、境界的含义。德者，得也，德和得是同音字。我国许多城市名和人名中都有德这个字，说明德已经成为中华民族的一个价值趋向。"德高望重""德高鬼神钦"等词语说明了德文化已经深入人心。"君子三不朽"中的立德就是要求人必须有德行、品德、道德情怀。"天命无常，惟有德者居之"，意思是上天给不同的人以不同的命运，只有有德之人才能把握自己的天命、践行自己的天命。这就是"得道者多助，失道者寡助"的人生哲理。在人生的大道上，如果缺乏道德的涵养，这个人就会活得惶恐不安。

世事变迁，沧海桑田，司马迁在《史记》中告诉我们："夫天运，三十岁一小变，百年中变。"一门学说，没有经过三十年到六十年的历史检验，就随便用来治理国家，是浮躁和缺乏敬畏的做法，也是缺乏历史文化涵养的一种表现。技术变化和更替的速度是非常快的，以 BP 机为例，BP 机刚面世的时候，被誉为划年代的通讯发明，但是仅仅过了十几年，BP 机就淘汰了。而文化是一个民族集体生活方式的传承，具有稳定性和传承性，这是技术和文化的一个区别，治国理政必须考虑到文化的稳定性和传承性。《道德经》中的"三宝"能深入人心，家喻户晓，说明《道德经》是经过历史检验的，是有生命力的。因此，提高我们的历史自信和文化自信，需要我们敬畏历史、敬畏文化。

[医师点评]

"上善若水"，强调的是水的德行——虽然柔弱，却能滋养万物。水以其柔软的特性，无往不利，能流向最低处，避开争端和矛盾，体现了一种谦卑与包容的态度。"水善利万物而不争"，意味着水给予所有事物以利益，却不与任何事物竞争，这是一种无私和奉献的精神，反映了高尚的品质。

通过学习水的品性，人们可以学到如何在生活中选择适合自己的环境（居善地），如何涵养宁静致远的气质（心善渊），以及如何仁慈、诚信、适度和适宜地与人相处和处理事务。

在人体中，60%～70%的成分是水。水在人体中发挥着至关重要的作用。如果一个人断食断水，生命顶多维持3～7天。如果一个人断食不断水，生命可以维持23天（身体会有损害，这种损害甚至是不可逆的），可见水对于人体有多么重要。

由于水对于人的健康至关重要，不仅维持着生命活动的基本过程，还影响着身体的每一项功能，因此，保持充足的水分摄入是维护健康的基本要求。即使不感到口渴，也要定期饮水，这对身体健康非常重要。当人感到口渴时，身体已经处于轻度脱水中了。

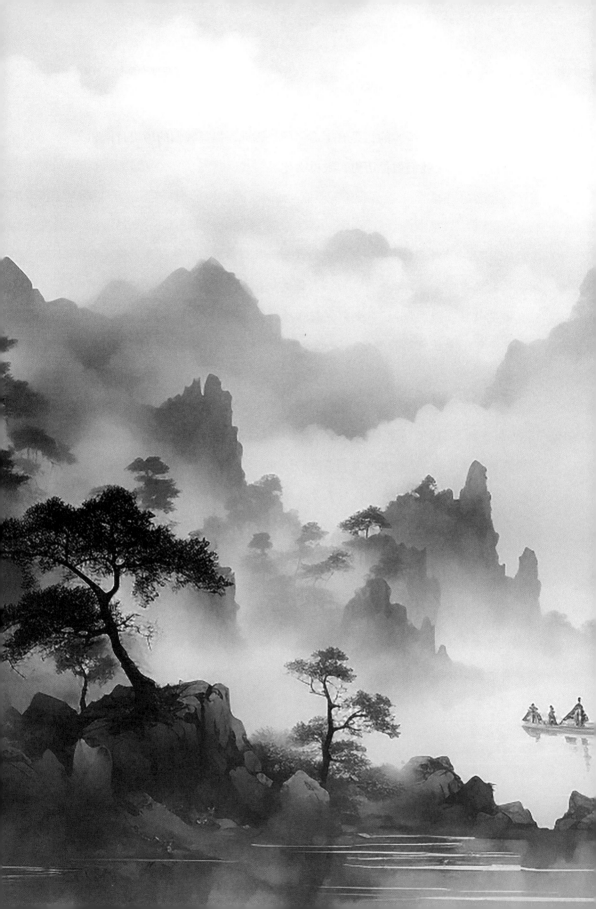

教育与学习的方向很重要

2024 年 3 月 16 日，中国睡眠研究会在北京发布的《2023 年中国居民睡眠白皮书》（以下简称白皮书）显示，中国居民整体睡眠质量欠佳。中国居民平均睡眠时长为 6.75 小时，夜间平均清醒次数 1.4 次，75% 的受访者有或曾有入睡困难、易醒、失眠、打鼾、多梦、梦游、嗜睡等问题的困扰。

白皮书指出，睡眠时间约占人生的 1/3 时间，睡眠 - 觉醒障碍是涉及全人类的重要医疗卫生问题。大量研究表明，睡眠不好会导致内分泌紊乱、血压血脂异常，以及精神不振、焦虑、抑郁、免疫力下降、脱发、憔悴、衰老加速等病症，严重者甚至会导致肿瘤。

世界睡眠日是每年 3 月 21 日，由中国睡眠研究会在 2003 年引入中国，旨在引起全体民众对睡眠健康的关注。

老子在《道德经》第十九章说："见素抱朴，少私寡欲。"素，指没有染色的生丝。朴，指没有加工的原木。这句话告诉人们为人要质朴敦厚，不要私心太重，欲望太多，"不可见欲，使民心不乱"。现在有一个不好的现象，很多所谓的成功学、官场权谋学、厚黑学甚嚣尘上，说明了功利主义心态的泛滥。比如一些人打着征服自然的口号做事，实际是为了满足自己的私欲，祸害自然，污染我们的居住环境，这是我们需要警惕的地方。

孟子曰："养心莫善于寡欲。其为人也寡欲，虽有不存焉者，寡矣；其为人也多欲，虽有存焉者，寡矣。"意思是，修养心性，没有比减少欲

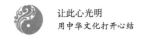

望更好的办法了。一个人如果欲望很少，即使善性有所缺失，其善性也不会失去很多；一个人如果欲望很多，那么即使有一些善性，保留得也不会很多。

中华传统文化认为"人之初，性本善"。一个欲望太多的人，往往为了权利而忘记了自己的本性和本心，会做出一些利欲熏心的事情。资本主义认为，一切都可以用资本来评估。那么试问一下，资本的本质是逐利的，是追求金钱利润的，如果认同这个观点，我们是不是就会变成金钱的奴隶？这是金钱至上的唯物观点，会让我们忘记我们的初心和良知，对人生的价值和意义产生迷茫。这种观点与中华传统文化强调的"天理不外乎人情""做人要对得起天理良心"等观点是冲突的。假如唯利是图、金钱至上这些有毒观念在社会蔓延，将导致社会冷漠、道德滑坡、人伦丧失，不讲人情世故的事情会越来越多，人与人之间关系冷漠，进而导致人心冷漠，人人自私自利。中华传统文化讲人生修养，要重视人之本性和社会大群之间的友善和睦。"人之初，性本善"，《说文解字》对性的解释是"人之阳气，性善者也"。那么，什么是人情？段玉裁在《说文解字注》中引《礼记》曰："何为人情？喜、怒、哀、惧、爱、恶、欲七者，弗学而能。"人情是人心与人性的本源，人心与人性我们看不见，但是表现出来的喜、怒、哀、惧、爱、恶、欲，我们却能感受得到。一个人如果竭诚相待，礼贤下士，我们可以感受得到；如果高高在上，不可一世，自以为是，我们也可以感受得到。这就是有无人文素养的区别，同时告诫我们人文素养的重要性。人心在内，人情表现在外。以诚待人也好，看不起人也罢，这些外在的表现都是由人心来驾驭与统筹的，这就是心统性情。孟子教导我们为人处世的原则："君子以仁存心，以礼存心。仁者爱人，有礼者敬人。

爱人者，人恒爱之；敬人者，人恒敬之。"

　　《说文解字》对"教"和"育"的解读值得我们要用心学习和领悟。《说文解字》云："教，上所施，下所效也。"在上位的人施教，在下位的人仿效行为，这就是上行下效的意思。《说文解字》又云："育，养子使作善也。"从《说文解字》对"教"和"育"的解读中我们可以领悟到，中华传统文化认为，父母、老师应该有行为世范的自觉，不断提高自身道德修养，以模范行为影响和带动孩子，把孩子教育成一个善人、好人。西方文化缺乏这方面的认知，因此，这方面可以作为涵养文化自信的切入点。

　　现在有些人追捧西方金钱至上、弱肉强食、及时行乐、娱乐至死等观念，从人类文化的进程来看，这些都是有毒的观念。若这些观念大行其道，社会就会变得浮躁。很多人渴望成功，但成功是需要个人付出极大努力的，同时，也是讲条件和环境的。在现实中，有些人才华不足，欲望却很大，智慧和欲望不成正比，欲望大于智慧，欲望和所谓的梦想无法实现，人就会产生怨气。怨气是一种负能量，这种负能量积累得多了，心就会产生怨恨之气。我们试想一下，一个人总是在抱怨和怨恨中生活，他的幸福感从何处来呢？抱怨和怨恨多了，人的心态就会发生变化，时间久了，就会导致心理疾病。我们可不要小看抱怨和怨恨给我们身体带来的伤害。

　　"此心安处是吾乡"，这种心态是我们向往和追求的。如何能让我们的心安，如何能将我们的心养好，是养心的关键问题。心为君主之官，神明出焉，可以统筹全局，心有不安，全局就会不安，心神不宁形容的就是这种状况。

　　中华民族是世界上最重视教育的民族之一。据教育部统计，2023 年

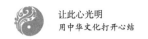

全国有 1291 万考生报名参加高考，而北京大学本科招录总人数 4483 人（含港澳台学生和留学生）。这个比例是多少，算一下就清楚了。所以，我们要根据孩子的潜质为孩子的前程做一个合理的规划，而不是盲目地执念于一个目标，让孩子和自己的心都很累。

客观地讲，的确有人天生聪慧、勤奋、懂事，但大部分人都是资质平平的，甚至还有天生愚笨的、顽劣的。指望资质平平的孩子考北京大学，这就是自己的欲望高于孩子的潜质。天时、地利、人和是成功的基本要素。可是现实中，许多人把欲望当成生活的目标，得不到就痛苦，这是现实生活中许多人痛苦的原因之一，也是睡不好的原因之一。合理的状况应该是根据孩子的条件来因材施教，减少妄想与欲望，涵养自己的心性，久久为功，久久为善地去实现自己的目标。

内心的自由和充实，精神的愉悦，是我们每个人所向往的。中华传统文化认为"仁者，人也"，人人都具有同理心，这是本性，也就是"人同此心，心同此理"。西方的资本主义和利益至上的观点，使资本家通过抹杀个人的自由、内心的充实和精神的愉悦来完成垄断集体的利益。电影《摩登时代》就说明了这个问题。该影片的故事发生在 20 世纪 30 年代的美国，当时的美国经济大萧条，社会中的每一个人为了活着而苦苦挣扎。喜剧演员卓别林扮演的查理是一个普通的工人，生活在社会的最底层。每天的生活就是日复一日地像机器一样干着重复的工作，才能获得能够填饱肚子的可怜的工资。生活昏暗无比，但查理还是努力奋斗着。不过面对时代的经济萧条大潮，查理无法保证自己能有体面的生活。此时工厂的管理层开始想方设法地压榨员工，昏天黑地的工作使人们变得麻木。查理也成为麻木中的一员，他成天挣扎在生产流水线上，由于他的任务是扭紧六角螺帽，于是在他的眼睛里唯一能看到的东西就是一个个转瞬即过的六角螺帽。工作给查理带来了不良的习惯：只要看见六角形的东西，查理就会情不自禁地去扭。比如，大街上一位裙子上戴有六角形纽扣的女人就遭到了查理的"骚扰"。但黑心的老板可不会停手，老板认为工人吃饭的时间过长，为了提高工作效率，又引进了全新的吃饭机。这种吃饭机可以在最短的时间内"喂"工人吃完饭，这样可以使工人省下大量的时间用于干活。查理很不幸地成了吃饭机的"试用品"。谁知试用的过程中，吃饭机出现了问题，不但无法停止，还开始发狂，搞得查理也几近疯狂。即使是这样玩命地工作，查理最终还是失业了，他成为失业大军中的一员——一个流浪汉。

大量的流浪汉聚集在一起，他成了示威运动的领头羊，但他依然无法改变自己悲惨的命运。查理痛定思痛，突然发现，唯一不用担心饿死且不必为生计操心的地方是监狱。于是他又开始策划如何能进监狱，但他想尽了一切办法，包括替人顶罪，都无法使自己进入监狱。即使生活再艰难，也无法改变查理善良的本性，虽然他自己都无法保证温饱，但还在街头搭救一个偷面包的流浪女子，并获得了这个女子真心的爱情，两人相依为命，一同度过这个"摩登时代"。

人的生命是高贵的，把人当作机器违反了人性。中华传统文化告诉我们：人的一切行为必须合乎他的天性。合乎天性使人高兴、快乐、祥和，不合乎天性就使人快乐不起来，这是常识。《摩登时代》中的查理一直秉持着"人之初，性本善"的质朴情怀，就说明了这个问题。中华传统文化认为最高最好的人生哲学要讲德性。善良是一种德性，德性和生命是个人的，也是人类大群共同的，人同此心，心同此理，人生一切归宿就在于

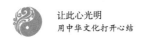
此。将人看作机器，已经违背了人心和人性，将人看作金钱的奴隶，这是典型的物质至上的错误认知。中华传统文化早已经告诉了我们如何养心，答案是：养心莫善于寡欲。《摩登时代》将资本主义压榨工人的现状描述得淋漓尽致，从这部电影中我们可以思考如何养心这个时代课题。

[医师点评]

失眠是指一个人在需要休息的时候无法获得足够的睡眠，或者睡眠质量差，导致白天疲劳、无精打采、注意力不集中等问题。失眠可以是短期的，也可以是长期的，并且可能由多种因素引起，包括压力、焦虑、抑郁、荷尔蒙失调、所处环境有噪声、不良生活习惯等。难以入睡、睡后频

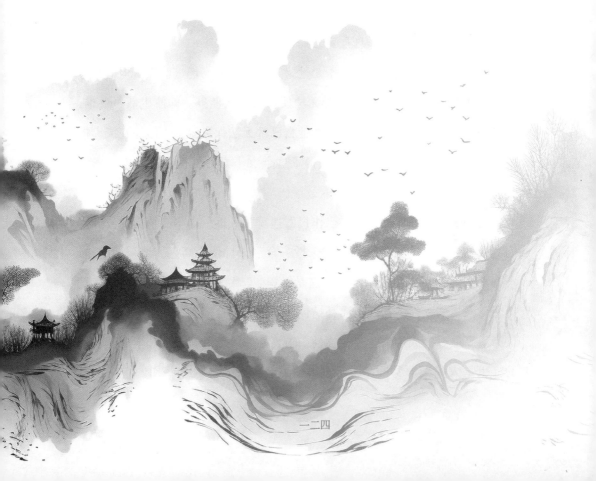

繁醒来、醒来难以再次入睡等，都是失眠的常见表现。这些症状可能会影响个体的身体健康和心理健康。

失眠对身体健康的影响如下。①免疫系统受损：长期失眠可能会削弱免疫系统，使个体更容易感染疾病。②心血管问题：失眠与高血压、心脏病和中风有密切关系。③内分泌失调：失眠可能导致荷尔蒙分泌失衡，如皮质醇（应激荷尔蒙）和胰岛素失衡。④体重增加：失眠可能影响食欲激素（控制食欲的激素，如胆囊收缩素、胃饥饿素等）的分泌，导致食欲增加和体重增加。⑤消化问题：失眠可能引起胃痛、胃食管反流等消化系统问题。⑥肌肉疼痛：长时间的失眠可能导致身体疼痛和不适。⑦情绪问题：失眠与焦虑、抑郁和其他情绪障碍有关。⑧认知功能下降：长期的失眠可能导致注意力不集中、记忆力减退和决策能力下降。

失眠对心理健康的影响如下。①情绪波动：失眠者可能会易怒，或者总感到焦虑或沮丧。②思维混乱：缺乏良好的睡眠可能导致思维不清、判断力下降。③应对压力困难：失眠可能使人更难以应对日常生活中的压力和挑战。④社交障碍：由失眠导致的疲劳和情绪问题，可能使失眠者在社交场合中表现不佳。⑤影响工作和学习：失眠导致的注意力不集中和记忆力减退可能影响工作和学习表现。⑥增加自杀风险：严重的失眠与自杀行为之间存在一定的关联。

失眠不仅会影响到个体日常生活的质量，还可能对身体健康造成长期的伤害。如果长时间受到失眠的困扰，建议及时寻求医生或专家的帮助，找出原因并采取相应的治疗措施。

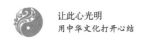
圣人之道，吾性自足

明朝一代大儒王阳明告诫我们："圣人之道，吾性自足。"这就是"天命之谓性，率性之谓道，修道之谓教"的深刻含义。

严光是东汉的建立者光武帝刘秀少时的同学，是辅佐刘秀打天下的功勋之一。刘秀当了皇帝之后，多次延聘严光，但他始终坚持隐居在富春山过普通的生活。严光这种不慕富贵、不图名利、功成身退、淡泊明志、宁静致远的品格，一直受到后世的称誉。严光能在权与势的诱惑下，保持自己"独与天地往来""独钓寒江雪"的品德，令人敬仰。范仲淹在《严先生祠堂记》一文中，用"云山苍苍，江水泱泱，先生之风，山高水长"来赞扬严光的高贵品德。严光遵循了《道德经》"功成，名遂，身退"的告诫，践行了"圣人之道，吾性自足"的原则。

《严先生祠堂记》中写道："盖先生之心，出乎日月之上；光武之量，包乎天地之外。微先生，不能成光武之大，微光武，岂能遂先生之高哉？而使贪夫廉，懦夫立，是大有功于名教也。"意思是，严光的品质，比日月还高；光武帝的气量，比天地还要大。如果不是严光的这种品德，怎能成就光武帝气量的规模宏大？如果不是光武帝，又怎能使人明白严光品质的崇高呢？严光的作为使贪婪的人会变得清廉起来，胆怯的人会变得勇敢起来，这对维护礼仪教化确实是有功劳的。

人生有一个重要的课题：我们自己的性情如何与我们的事业联系在一起。中华传统文化特别看重个人的品德修养与性情的涵养，提倡用品德修养来涵养性情。西方的一些观念过度重视功利与物质，所以西方的教育重视功利，忽略了人之性情与品质、品德的教育。严格地讲，没有人想成为一个无用的人，也没有人想活得压抑而没有尊严。如果自己的天性被压抑，时间久了，心里就高兴不起来，就会变得不快乐，若遇到纷繁复杂的各种打击的叠加，自己又缺乏化解压力的方法，慢慢地人就会变得烦躁不安，甚至焦虑，久而久之就会出现抑郁的症状，这是我们的教育应该关注的地方。圣贤文化告诉我们："圣人之道，吾性自足。"如何将自己的性情和自己的事业联系起来为社会大群服务，是我们人生必修的课程之一。

唐宋时期有不少学者认为，"求观圣人之道，必自孟子始""孟氏醇乎醇者也"。孟子有功于道，为万世师。中国传统教育培养人才，特别看重人的性情、品格、品德。比如韩愈评价孟子是醇乎醇者；评价荀子是大醇小疵，意思是大体纯正，而略有缺点。这是从人格、人品、性情、世功、德性这些角度来评价这个人物。

人的天性（天生喜欢研究的方向与领域）与从事的事业如果不协调，工作就会产生厌倦感。传统社会用人的方法是以德为先，德才兼备。这里的德，主要指的是人品、品质、品德这些性情的修养。在工作和生活中，我们知道"天命之谓性"，自己的性情是先天禀赋，后天培养需要一流的教育。我们的天赋与后天一流教育相结合，就能做到"率性之谓道""修道之谓教"。

"大人者，不失其赤子之心也"，纵观历史，大人物都有"率真率性"的一面。观察人内在之性情，要从一个人的德性、善恶观，以及文学、历史、艺术水平去观察。性情需要后天培养，学习中国书法可以修心养性，学习绘画、艺术、唐诗宋词同样能修心养性。由此可见，家庭和学校要对

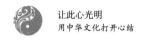

孩子进行美育，提高其艺术修养、文学修养。钱学森曾经说过，他在科学上遇到解决不了的问题时，就去听蒋英（钱学森的夫人）弹钢琴，许多问题就会豁然开朗，这说明了艺术修养、文学修养、文化涵养的重要性。

西方崇尚功利主义，不重视个人的天性和爱好，这与"圣人之道，吾性自足"是相反的。西方的某些教育理念解决不了人生孤独和精神空虚的问题，这是我们应该注意的。

培养人才不是一个简单的事情，所谓十年树木，百年树人。百年也就是三世，一世三十年，意思是说培养一个人才需要三代。圣人孔子在《论语·阳货》告诫过我们，"性相近也，习相远也""惟上智和下愚不移"。意思是说，人的天性本来就很相近，因为习惯的影响才相去甚远。只有上等的智者和愚钝的人是不能改变自己性格的。由此可见，大部分的人通过教育的培养，就可以成为一个对社会有益的人。

主动学习就会学习自己喜欢的、感兴趣的领域。人类至今所积累的任何领域，一个人穷其一生也难以学完。这就是庄子所说的："吾生也有涯，而知也无涯。以有涯随无涯，殆已！"意思是说，人的生命是有限的，而知识是无穷的，以有限的生命去追求无穷的知识，是危险的事情。怎么办？这就需要中庸的教育智慧："天命之谓性，率性之谓道，修道之谓教。"天赋于人的禀赋叫作性，遵循天性而行叫作道，按照道的原则去修养和学习叫作教，这种教育方法和"圣人之道，吾性自足"有异曲同工之妙。

尽心知性也好，明心见性也罢。都是在呼唤我们自己生命的灵性，只有自己的天性得到涵养，才能让生命中的灵性得到觉醒。主要是我们自己要知道我们的天性和本性是什么，知道我们这一生的使命与责任是什么。

涵养好自己的本性和天性，去掉错误的执念和偏见（如狭隘、自私、嫉妒、自卑、小肚鸡肠等人性的弱点），让自己的天性遇见曙光，照亮自己的一生。

邵雍在《戒子孙文》中告诉我们如何培养人才："上品之人，不教而善。中品之人，教而后善。下品之人，教亦不善。是知善也者，吉之谓也；不善也者，凶之谓也。"

[医师点评]

一项关于我国中小学生厌学情况的调查数据显示，在过去的 20 年里，我国中小学生的厌学率已经攀升至 73.3%。在首届青少年心理安全论坛上，有人提出："我们的教育现在遇到的最大挑战是什么？是学生厌学，是学生不想上学。"

厌学是指学生对学习感到反感，不愿意参与学习活动，或者在学习中缺乏兴趣和动力。厌学可能会影响学生的学业成绩和未来发展，因此需要引起重视并采取相应的解决措施。

厌学的形成原因非常复杂，主要包括：①中小学生在校求学期间，感到任务繁重，学生难以适应这种高强度的学习和考试任务。学生可能受到来自家庭、学校或社会的压力，如家长的期望过高，学校对成绩排名的过度关注等，导致学生的学习变得压抑和困难。当心理压力积蓄到令人无法承载和消化的程度时，就会表现出厌学、拒学的状态。②学习的内容不适合学生的兴趣爱好和特长，学习方式过于单调、枯燥，缺乏趣味性和互动性，难以激发学生的学习兴趣和动力。学生也可能没有找到适合自己的学习方法和技巧，无法有效地学习和掌握知识。他们不清楚自己喜欢什么，更不明白自己为什么要学习，常常把学习当作一件痛苦的事，永远处于被动状态，为了满足父母和老师的期待而学习。当学习失去了主动性和自发性，也就逐渐失去了学习的动力，就会对学习产生厌倦。③学生可能存在学习障碍或认知问题，如阅读困难、注意力不集中等，导致学习效果不佳，进而对学习失去信心和兴趣。④有些学生与老师或同学的关系不良，越是消极的认知模式或情绪反应，越容易引起老师或同学的担忧、反感或评判，与他人产生误会或摩擦。这些学生可能总感觉老师在针对、批评他们，同学在议论、排挤、孤立他们，因此他们与老师和同学之间的信任遭到破坏，随即关系也变得疏离或敌对。更糟糕的是，如果遇到校园霸凌，便会进一步加重其厌学、拒学的状况。⑤家庭环境因素也有一定影响，比如家庭经济条件差，单亲家庭，家庭成员之间关系紧张，家庭成员患有躯体或精神疾病，家长对孩子的教育方式不正确等，导致学生内心非常敏感、脆弱，缺乏安全感和力量感，没有足够的心理韧性和抗压能力，生活中的负性遭遇会直接击垮他们的心理防线，引发其厌学、拒学的回避行为。

解决方案：①了解学生的兴趣爱好和特长，将学习内容与学生的实际需求相结合，提高学生的学习动力和兴趣。②采用多种教学方法和手段，如游戏化教学、情景模拟等，增加学习的趣味性和互动性，激发学生的学习兴趣。③给予学生适当的支持和鼓励，减轻他们的学习压力，让他们感受到学习的乐趣和成就感。④帮助学生发现并解决可能存在的学习障碍或认知问题，提供个性化的学习支持和服务。⑤指导学生掌握有效的学习方法和技巧，帮助他们建立良好的学习习惯和自主学习的能力。

涵养学生的自信心

现在社会上有一种现象，似乎只要学习好就是好学生，于是就出现"一俊遮百丑"的现象，只要学生考试考得好，一些老师、家长、朋友就说这个学生有出息，将来能成才，却忽视了这个学生为人处世方面的教育和心性方面的涵养。这种认知受西方功利主义教育的影响，是十分幼稚和狭隘的。

有一个值得我们反思的真实案例。有一个学生考上了重点大学，父母觉得脸上非常有面子，于是在老家举行升学宴，一起帮学生办入学手续，结果学生办完手续没多长时间就跳楼自杀了，留下一封遗书，上面写的大致是：你们抚养我长大，我考上了重点大学也对得起你们了。可我是一个空心人，我喜欢的领域你们从来不支持，学习的内容我也不感兴趣。我不想成为一个考试机器。我们冷静地分析一下这个案例。学生的心理诉求是想学习自己喜欢的、自己有兴趣的领域，可是父母没有一个支持他，他的内心很焦虑，时间久了，找不到出口和前进的方向，感到非常迷茫和痛苦，这种迷茫和痛苦长时间得不到释放和化解，就会发生精神和身体上的病变，这是悲剧产生的原因。

讲到如何做人，必须提及人文教育与知识传授这两个概念。不要觉得学习好、会考试，就是一个成功的人，这个认知在人们的教育观念中应该予以矫正。

《大学》开篇云："大学之道，在明明德，在亲民，在止于至善。知止

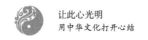

而后有定，定而后能静，静而后能安，安而后能虑，虑而后能得。"意思是，大学的宗旨，在于弘扬光明正大的品德，在于使人弃旧向新，在于使人的道德达到最高最完善的境界。知道应该达到的境界才能够志向坚定，志向坚定才能够安静下来，安静之后就能够心神安定，心神安定才能够思虑翔实，思虑翔实才能够有所收获。这是中华传统文化的教育理念。

党的十九大报告提出，我国社会主要矛盾已经转化为人民日益增长的美好生活需要和不平衡不充分的发展之间的矛盾。人民的美好生活需要是广泛的，不仅对物质生活提出了更高要求，还在民主、法治、公平、正义、安全、环境等方面提出了更高要求。中华传统文化的教育理念为解决这个问题提供了路径，要尊重每一个学生的天性和爱好，注重学生心性的涵养。

在21世纪，世界意识形态的斗争依然严峻，我们的教育应该与时俱进，为国家培养"国之大者"的人才。国之本在家，家之本在身，身之本在修，修之本在教。这就是教育的重要性。

好的人文教育一定能培养出懂得礼义廉耻、报效国家的栋梁之才。有些教育偏离了"促进学生全面健康成长"的正确轨道，偏重知识和技能的灌输，缺乏人文教育（内容包括礼义廉耻、扫洒应对、公德意识等）。技能教育只教养家糊口、安身立命的本领，却不会教学生如何做人。

如果只重视应试教育，一味地考试，学生就会变成考试机器。学生天生喜欢的领域被忽略，被压制，每天都是重复的训练，学生还能有学习的快乐和兴趣吗？这样做如何涵养学生的自信心，如何培养学生的天性爱好呢？长时间的重复训练和考试，高强度的排名压力，容易给学生带来挫败感和自卑心理。作为家长和老师，应该尊重学生的天性与兴趣，而不是在一考定终身的错误认知中迷失了育人的方向，让学生的天性在内卷的考试中变得麻木，对学习和未来的人生失去了兴趣，以至于学累了、考累了，学伤了、考伤了，给学生、家长、老师都带来了痛苦。十年树木，百年树人，国之栋梁可不能只会考试。

人文教育的重点应该是培养学生关于人格尊严的基本观念，培养有正气的学生，就可以避免一些道德失范，诚信缺失，人生观、价值观扭曲的问题。做人应该识大体，明事理。什么是大体？为广大人民谋福利为大体。什么是小体？自私自利为小体。正心，然后再去学技能；人心不正，学了技艺反而害人。所以孔子说："志于道，据于德，依于仁，游于艺。"

一些父母只注重孩子的学习成绩，只要成绩好就赞美，其余的一切都可以忽略不计，这是教育的缺失。中华传统文化认为，教育应该先培养孩子良好的品质，再注重心性的涵养（正心），最后让孩子去践行"修齐治平"的大道。

教育不能培养只有知识没有文化，只有技能没有情怀，只有文凭没有人文素养的"人才"。

[医师点评]

针对一些学生缺失道德素养和人文素养的问题，我们可以向古代圣贤学习，践行孔子的教育理念，"志于道，据于德，依于仁，游于艺"。好的人文教育培养的一定是懂得礼义廉耻、报效国家的栋梁之才。如果教育只偏重知识和技能的灌输，不断提高考试难度，会使学生厌学和弃学，导致学生缺乏公德意识和人文素养。这是我们应该注意的地方。

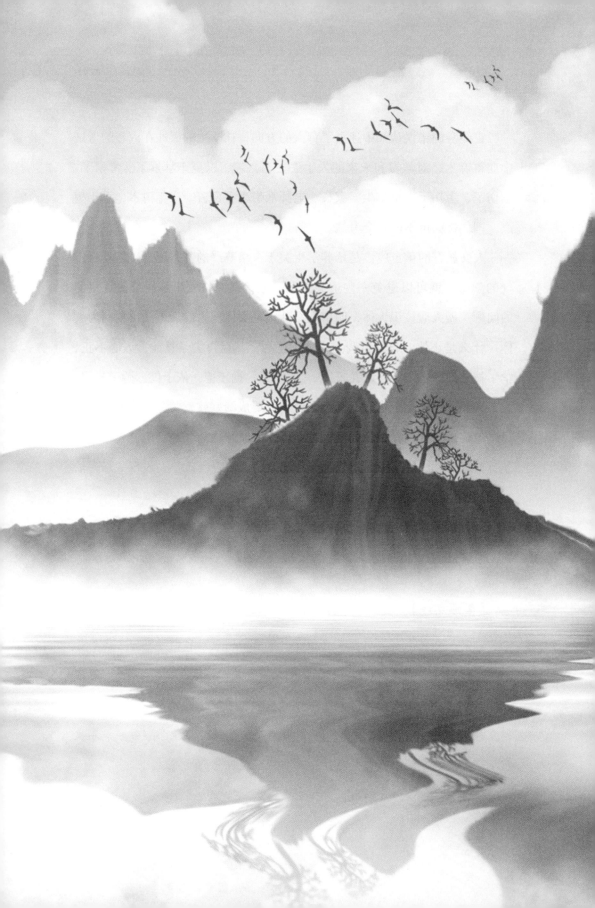

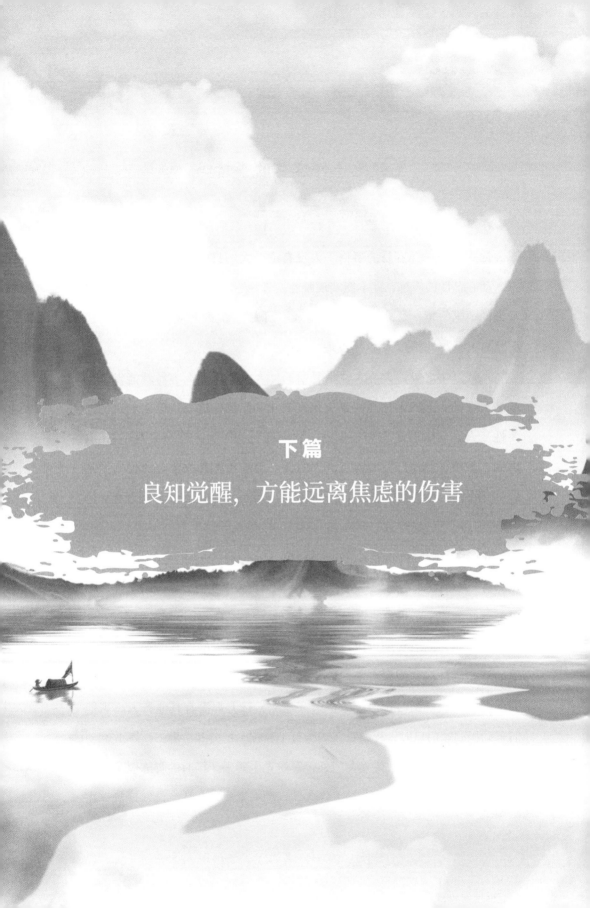

下篇

良知觉醒，方能远离焦虑的伤害

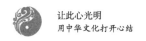
觉醒是一件容易的事情吗

　　觉醒不是一件容易的事情，人没有遭受大的打击，没有经历苦其心志、动心忍性的历练，就不能实现脱胎换骨、心有顿悟的觉醒。我们平时常说的"吃一堑，长一智""不撞南墙不回头""失败乃成功之母""不经磨难总天真"，说的就是这个道理。

　　人是万物之灵，人心人性是复杂的，人也不是那么容易就能发现自己的天性的。人的天性是需要文化来教化和涵养，这就是蒙以养正的重要性。人心会随着环境和条件的变化而变化，因为人性中有自私自利、虚伪、嫉妒、争强好胜的弱点，人的良心会被各种利益蒙蔽而失去了本性，导致做出一些利令智昏、利欲熏心的事情。我们千万不要小看觉醒的难度。

　　我们用一个历史故事来说明觉醒。

　　有一年，北宋著名的哲学家、文学家、政治家杨时要赴浏阳上任，杨时早就仰慕理学家程颐的学问和才华。他不辞劳苦，绕道经过河南洛阳，去拜师程颐，以求学问可以进一步深造和早一些觉醒。有一天，杨时与他的学友游酢对某问题有不同看法，为了求得一个正确答案，他俩一起去程颐家请教。当时正值隆冬，天寒地冻，路上都没有其他行人。当他们来到程颐家门口时，程颐正在炉旁打坐养神。杨时和游酢二人不敢惊动老师，于是就恭恭敬敬侍立在门外，等候先生醒来。杨时的脚冻僵了，冷得发抖，但依然恭敬侍立。过了许久，程颐一觉醒来，从窗口发现侍立在风雪中的杨时与游酢，两人此时已经变成了雪人，脚下的积雪已有一尺多厚了，程颐赶忙起身迎他俩进屋。这就是程门立雪的典故。由此可见，要想觉醒，没有诚心诚意的功夫是不可能的。杨时学问渊博，有经邦济世之才，为官政绩突出，爱国恤民，清廉正直，在每一个地方做官都能做到"皆有惠政，民思之不忘"。他求学于程颢、程颐，被后世尊为"闽学鼻祖"。他将"二程"洛学传播至东南等地区，为闽学及其思想体系的形成打下了坚实的学术基础，为理学的普及和儒学的传播做出了重要贡献。

杨时的故事告诉我们，觉醒是不容易的。若要觉醒，需先摒弃内心的杂念和偏执，达到心安。权力、财富、名利这些都是身外之物，人作为有灵性、有思想的高级动物，心如果不安，要那些身外之物又有什么意义？

孔子教导我们："饭疏食，饮水，曲肱而枕之，乐亦在其中矣。不义而富且贵，于我如浮云。"吃粗粮，喝白开水，弯着胳膊当枕头，乐趣也就在这中间了。用不正当的手段得来的富贵，对于我来讲就像是天上的浮云一样。现代许多人有钱有权，心里却不安，精神没有寄托的地方，时间久了就变得焦虑和抑郁。因此，如何求得心安，是做人做学问必须思考的一个重要问题。

国学大师钱穆先生建议我们在教育孩子时，要让孩子从文学、艺术、历史、大自然中去感悟自己的天命与天性。中华传统文化秉承道法自然，天人合一的理念，认为人只有在大自然中才能领悟天人合一的奥妙，只有在历史和文化中才能领略人文的精神与情怀。在电脑和手机中人只能获得暂时的肤浅的快乐，游戏和短视频再热闹，只要一关机，电脑和手机就是冰冷无用的机器，哪有内心的充实，精神的愉悦让人安心、踏实？当我们感受着旭日东升的气势时，才能领略生机勃发的豪迈与气吞万里的气势；

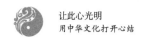
当我们看到"海上生明月"的景象，才能发出"天涯共此时"的感慨；当我们观察、学习风云变幻的气象，方能领悟人生的跌宕起伏，使人更加珍惜生命的灵性。心如果没有向往和追求的方向，就会活得诚惶诚恐，心中不安；浪费了自己的生命，消磨了生命中的灵性，就会活得没有生机，没有精气神。衣食住行无忧，但心有所不安，这不是我们想要的人生，也不是理想的人生。

"江山易改禀性难移"，其中的"性"指人的天性。宋代理学家认为客观存在的道德法则就是天理。比如，太阳照耀万物而不要求回报，大地承载万物，养育万物而不抱怨，水利万物而不争（水默默地滋养世间万物而不争强斗胜），这就是天理。中华传统文化效法天地，强调每一个人都有自己的天性，这种天性是先天具有的品质和性情，既然是先天具备的品质和性情，我们为什么要去违反天性？《中庸》的"天命之谓性，率性之谓道，修道之谓教"实际上已经把教育的大道告诉了我们，我们要先了解自己的天性，再去因材施教，就可以达到"致中和，万物育"的良好目标。人的天性不像动物和植物那样容易辨别，需要格物的功夫。格物是儒家八条目中的第一个功夫，意思是正确地认识事物。下面用一个案例来说明这个问题。地面上有一头老虎在追野猪，野猪的处境很危险，天空中的老鹰看到这一幕后，认为野猪很笨。老鹰心想，野猪怎么不和我一样飞起来，这样老虎就追不上了。老鹰不知道生活在地上的、生活在空中的、生活在水里的、生活在林中的所有动物，都有各自的天性。让野猪飞起来，是违背野猪天性的，让它违背天性去做事情是多么的可笑和幼稚。这就告诉我们一个道理：每个人都有自己的天性，人应该对此有敬畏之心，通过努力将自己的天性最大程度地发挥出来，为社会和大群做一些有价值的事情。人只有发挥自己天性，才能有所作为，这就是孔子教导的"有教无类""因材施教"。"知之者不如好之者，好之者不如乐之者"，只有顺应天性发挥自己的长处，人才能自洽，获得精神的愉悦和内心的充实。

[医师点评]

觉醒，是指一个人从迷茫、困惑或者错误的认识中走出来，开始对生命和人生有清晰的认识和正确的判断。这是一个人成长的必经之路，也是一条充满挑战的道路。因为觉醒不仅需要知识的积累，更需要认知层次的转变和提升，需要我们有足够的勇气和决心去面对自己的无知和错误。首先，觉醒需要我们有自我反思的能力。只有当我们能够正视自己的问题时，才能找到解决问题的方法。然而，这个过程并不轻松，因为我们往往不愿意承认自己的错误，更不愿意接受自己的无知，这就需要我们有足够大的勇气去面对自己的缺点。其次，觉醒需要我们有持续学习的决心。知识和文化是觉醒的基础，没有知识和文化的积累、涵养，我们就无法拥有清晰地认知和正确的判断。学习是一个持续的过程，需要我们有耐心和毅力去坚持。

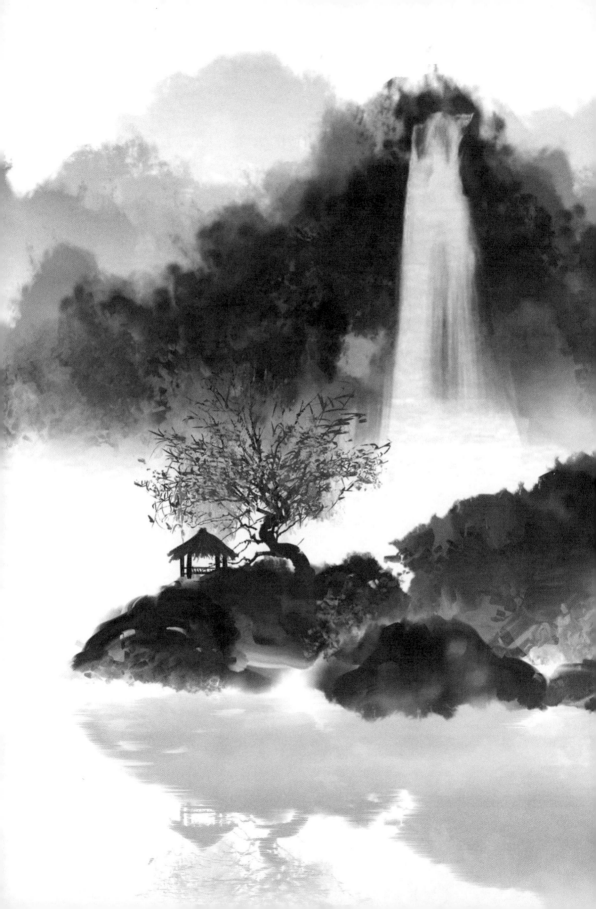

中华民族强调道德教育的重要性

"问鼎中原"这个典故大家都熟悉，出自《左传·宣公三年》。夏、商、周三代以九鼎为传国重器，奉为象征国家政权的传国之宝。公元前606 年，楚庄王为了扩充地盘，一直打仗打到了洛水边，"观兵于周疆"，在周都洛阳陈兵示威。周王派王孙满去慰劳，楚庄王见了王孙满，询问九鼎大小轻重，意欲移鼎于楚，这就是"问鼎中原"典故的来历。当时王孙满答道："九鼎过于巨大，加之年代久远，重量无法估计。"楚庄王对这个回答显然不满意，说道："楚国只要从士兵们的长戟上折下小尖钩，就足够铸造九鼎了。"王孙满回复道："统治天下，在德不在鼎。"言外之意，周天子之所以做天子是因为他的德行而不是因为九鼎。楚庄王一时哑口无言，退出了周疆，但楚国北上争霸的行为并未中止。

中华民族的文化根基中，有一个重要的观念——道德。从四书五经到《史记》《资治通鉴》，都论述了道与德的关系，我们有"厚德载物""得道者多助，失道者寡助""德不配位""德不孤，必有邻"等词语，可以说，中华民族是世界上最讲道德的民族之一。

"德者，得也"，道德的"德"和得到的"得"是通音字，由此可以看出，你的德性有多高，你就会得到多少。对道德的向往，是一种对文化的向往，人人如果能做到道德自律，社会治理就会井然有序，减少很多无谓的纷争。

《中庸》强调："故大德者必得其位，必得其禄，必得其名，必得其

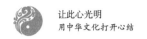

寿……大德者必受命。"《中庸》还强调："万物并育而不相害，道并行而不相悖。小德川流，大德敦化。此天地之所以为大也。"意思是说，万物共同生长而互不伤害，道路同时并行而不冲突。小的德行如河水一样长流不息，大的德行能使万物敦厚纯朴，这就是天地伟大的原因啊。

圣人孔子告诫学生："立人之道，曰仁与义。"做人的大道，在于仁与义。人心之中有仁者爱人的本性与主持正义的本质。仁义就是最好的道德，所以有一个成语叫仁义道德。这也是要求新时代教育要立德树人的原因之一。我们都希望自己交往的朋友和同事具有仁义道德，那么，我们首先要做一个具有仁义道德的人，"己欲立而立人，己欲达而达人"。仁义道德比自私自利好，仁义礼智比桀骜不驯好，仁者爱人比冷酷无情好，仁义之师比虎狼之师好，仁人君子比卑鄙小人好，仁政善政比恶政恶法好，这就是人们朴素的道德诉求，也是中华传统文化告诉我们的基本道德素养。

中国人天生有一种道德与责任感，认为一个好的社会是老有所养，少有所教，兄弟姐妹皆有所作为，残疾孤独者都能有所照顾的。把儿子养大，就要给儿子娶媳妇，给儿子娶媳妇，就要给儿子盖房子，这是父母天生的责任与使命。儿子娶媳妇之后，再生孩子，这个家族就可以绵延不绝。家族若想绵延不绝，就要有家训与家风。子不教，父之过，父母在孩子的教育方面是有使命与职责的。《大学》开篇说："大学之道，在明明德，在亲民，在止于至善……古之欲明明德于天下者，先治其国；欲治其国者，先齐其家；欲齐其家者，先修其身；欲修其身者，先正其心；欲正其心者，先诚其意；欲诚其意者，先致其知，致知在格物。物格而后知至；知至而后意诚；意诚而后心正；心正而后身修；身修而后家齐；家齐而后国治；国治而后天下平。自天子以至于庶人，壹是皆以修身为本。其本乱而末治者，否矣。其所厚者薄，而其所薄者厚，未之有也！"

为了国家能绵延发达，我国传统政治采取过科举制度，群贤毕至，选贤与能，保障朝廷的人才来自五湖四海。纵观历史，凡是能实现群贤毕至，选贤与能的，都是盛世。

当父母老了，不能自食其力了，就需要孩子来照顾，这种行为即孝顺。孝顺成为一种道德，所以称之为孝道。对孩子来说这是一种责任与道德的践行。周而复始，循环往来，成就了一个家族的绵延与不朽。家是国的根基，也是中华文化的根基。同时，遵从孝道也是修身、齐家、治国、平天下的具体实践。

孙中山在一次演讲中说："我们要人类进步，是在造就高尚人格。要人类有高尚人格，就在减少兽性，增多人性。"如何减少兽性，增多人性，就在于人的道德教育。

《礼记》中记载："故人不独亲其亲，不独子其子，使老有所终，壮有所用，幼有所长。矜、寡、孤、独、废疾者皆有所养。"这种情怀和道德观念，难道不是最大的道德素养？

范仲淹在苏州当官时，为了照顾家族中的残疾孤独者，创立范氏义庄，用于救助这些弱势群体。这种行为得到了周围人的学习和效法，行为世范，堪称楷模。钱穆、钱伟长就是在怀海义庄的资助下成为一代人物的。

范仲淹在苏州用俸禄置田产，收地租，用以赡养族人中的残疾孤独者，范氏义庄内设有义宅，供族人借居。范氏义庄有八九百年的漫长历史，是中国历史上有名的慈善组织，有以下公益行为：弱势群体可以在义庄领口粮、衣料、结婚费、丧葬费、科举费，急需用钱时可以通过义庄借

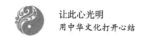

贷。江南许多大户人家都效仿此举，造福了许多弱势群体。范仲淹践行了"老吾老以及人之老，幼吾幼以及人之幼"的理念。这种道德情怀，成就了他千古名相的美名，直到今天，范仲淹依旧庙食于大江南北，这种精神值得我们敬仰。

《道德经》云："故道生之，德畜之；长之育之；亭之毒之；养之覆之。"所以，道生成了万物，德养育了万物，使万物生长发育，使万物成熟结果，使万物得到抚养和保护。

"德不孤，必有邻""德高望重"等词语都是一种观念和能量，是中华民族的文化根基，我们需要体悟其中的含义，并将其发扬光大。

[医师点评]

孝道是中华民族的美德，中华民族是世界上最讲孝道的民族之一，历史上的汉唐盛世都是"以孝治国"，因此，孝道就是最大的道德。以老人为主体的大家庭的生活也是中华民族的特色。京剧《杨家将》中的巾帼英雄佘太君，以八十岁高龄身挂帅印，带领杨家十二寡妇征西对抗辽国的掠夺，体现了杨家将的爱国精神。她与孙媳穆桂英同为爱国女英雄的艺术典型。《四郎探母》在美国上演时，很多美国的老人反复观看，该剧将母子连心、母子撕心裂肺的离别场面演得感动人心。每次到了四郎和母亲佘太君相见时的感人画面时，都有观众流泪。难怪很多美国老人看一遍哭一遍。国外的孩子在成年之后大多独立生活，之后读大学的学费也要自己勤工俭学去挣，有时还要为此背上贷款。孩子结婚之后也不会与父母住在一起。这是中西文化的一个重大差异。

《中庸》教育我们如何控制自己的情绪

"百病生于气"出自《素问·举痛论》，原文是："余知百病生于气也，怒则气上，喜则气缓，悲则气消，恐则气下，寒则气收，炅则气泄，惊则气乱，劳则气耗，思则气结。"意思是，我知道百病的产生是由气机失调引起的。暴怒则气上逆（肝气上逆，气得吐血就是暴怒的一种表现）；高兴则气涣散（高兴就会使气和顺而志意畅达，过于高兴则气涣散）；悲哀则气消散（悲伤太过就会导致肺气耗伤）；恐惧则气下陷（恐惧过度会导致气机下陷）；遇寒则气收敛（天气冷时，我们身体不由自主地打冷战，这是气收的表现）；受热则气外泄（夏天气温高的时候，我们会流汗，这是气泄的表现）；受惊则气紊乱（受惊就会导致神志不能归心，心中惶恐不安就会导致气乱）；过劳则气耗损（劳累过度易耗伤精气，症见气喘吁吁等）；思虑则气郁结（思虑过多就会导致心气凝滞，精神偏滞，气血不能畅行周身，导致正气滞留不能运行，进而气结，气结时间久了，就会导致病变）。

以上是《黄帝内经》关于人的情绪与疾病的论述。高兴能使气和顺而志意畅达，这就是"笑一笑，十年少"的重要性。笑口常开对身体健康起着重大的作用。现在很多成年人压力大，心思过重，笑的次数少了，也笑不起来了。我们观察小孩的笑，是很开心的笑容，有时候笑得停不下来，甚至笑得眼泪都流了出来。我们成年人也是需要开怀大笑的。有一句话说得很好，小时候哭着哭着就笑了；成人后，笑着笑着就哭了。为什么长大

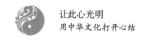

后笑着笑着就哭了，因为需要解决的问题太多了，我们的心思变得复杂和沉重起来。小时候我看《三国演义》，看到诸葛亮三气周瑜，周瑜因为气量狭小而被气死，觉得不可思议，人怎么会被气死呢？长大后，经过风雨交加的历练，经过艰难困苦的磨炼，知道了做出一番事业是件多么不容易的事，了解了与人打交道的复杂性，有些事真的能把人气得晕过去，也就理解了为什么有人会气晕了、气疯了、气死了。"年少不知曲中意，中年已成曲中人"，常言道"气大伤身"，我们知道了生气对身体的伤害和笑对身体的好处，就应该苦中作乐，随遇而安，笑口常开。

那么问题来了，如何控制自己的情绪呢？中华优秀传统文化的代表《中庸》早就给出了答案："喜怒哀乐之未发，谓之中；发而皆中节，谓之和。中也者，天下之大本；和也者，天下之达道也。致中和，天地位焉，万物育焉。"意思是，喜怒哀乐各种感情没有表现出来的时候，叫作中；表现出来以后符合节度，叫作和。中是天下的根本，和是天下普遍遵循的规律，达到中和的境界，天地便各在其位了，万物的生长就茂盛了。

《中庸》告诉我们控制情绪的方法是保持中和的态度。中和是一种方法论，并且是极高明的方法论。春夏秋冬，四季有序循环是一种中和的自然规律，我们就应该遵循春播、夏长、秋收、冬藏的规律，"一阴一阳之谓道，继之者善也，成之者性也"。从白天到夜晚，从夜晚到白天，就包含了"一阴一阳之谓道"的含义。"否极泰来""寒来暑往"这些词语教育我们应该辩证地分析问题，而不是凭着自己的性子去处理问题。任性是任由自己的情绪宣泄和发泄，不是中庸的表现。

"极高明而道中庸"，纵观历史，中庸这种方法论，只有中华民族具有。中庸要求我们解决问题不要非黑即白、非此即彼。非黑即白、非此即彼这种观察和解决问题的办法实际上很简单和幼稚。要么是真理，要么是邪恶；要么成功，要么失败；要么好人，要么坏人。就拿"要么黑暗，要么光明"这个现象来举例，中华传统文化认为黑暗中孕育着光明，同时，光明中也蕴含着黑暗，教育我们要有居安思危，否极泰来的定力，要知道"祸兮福之所倚，福兮祸之所伏"的转化。中华传统文化秉持中庸之道，认为要从中庸的角度看待问题。对于小人和坏人，我们用教化、感化、同化、化育的方法来引导和教育他，这就是教育的重要性。我们知道"十年树木，百年树人"的不易，所以积德行善不仅对自己好，也对后代好，这就是积德的重要性。

纵观历史，从项羽到周瑜，给我们一个警示：急躁之人，不能建功立业。冷静地观察问题，心平气和地化解问题，中庸辩证地认识问题才是硬道理。这些也都说明才大心细，静气内敛的重要性。谁能控制自己的情绪，谁就可以把握自己的人生。

中华传统文化讲精气神，气是人体生命的根本，元气，正气，邪气，浩然之气等都描述了气的重要性。气的活动正常，生理活动就表现正常，气的活动异常，就会产生病理表现。"气之在人，和则为正气，不和则为邪气""正气存内，邪不可干"，由此可见涵养正气的重要性，问题是我们如何涵养正气。

一般情况下，情绪活动不会致病，只有遭受强烈的、持续的情绪伤害，并且该伤害超出了人自身调节的能力，就会导致气的活动紊乱，伤害到脏腑经络、气血阴阳而致病。情志所伤的致病和过度劳累的致病不同，与外感邪气的致病也不同。也就是说，过度劳累和外感邪气这些病好治，而情志所带来的疾病不好医治，这是"心病还需心药医"的意思。打开心

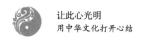
结，提升自己的认知格局，涵养胸怀，多经历事情，才能做到"乱云飞渡仍从容"的地步。

[医师点评]

　　一个人的情绪对他的身心健康有很大的影响。情绪是个体对于特定情境的心理和生理反应，它可以是短暂的，也可以是长期的。当某种情绪在个体生活中频繁出现时，它可能会逐渐影响个体的行为模式和思维方式，从而对其性格产生影响。例如，一个经常感到快乐的人会展现出乐观的性格特征。一个人积极向上、乐观自信的人就会让人感觉到他有人格魅力。一个人如果长时间沉默寡言、郁郁寡欢，就会让人感觉到气氛沉闷，交流起来就会很困难。性格是个体行为、情感和思维模式的稳定组合，它决定了个体对不同情境的反应倾向。通过个体的性格特征，可以预测个体在特定情境下可能产生的情绪类型和强度。例如，一个性格外向的人可能更容易在社交场合感到快乐和愉悦。保持良好的心理健康和积极的生活态度对于预防癌症和其他疾病非常重要。如果感到长期郁闷或有其他心理问题，建议及时寻求专业心理咨询师的帮助。

如何解决惶恐不安这种负面情绪

人们常说："烦恼是想出来的，健康是走出来的，疾病是吃出来的，是非是说出来的，矛盾是激化出来的。""惶惶不可终日，快快何须一生"，意思是，为了一些没有发生的事情整日担惊受怕，愁闷不堪，我们为什么要过这样的生活？为什么让忧愁主宰我们的生活？

天下本无事，庸人自扰之。一个人的文化涵养越高，处理问题的方法就越多；一个人若是缺乏文化涵养，那么遇到问题只能任由情绪发泄，这就是"君子学道则爱人，小人学道则易使"的道理。

《史记》记载了荆轲刺秦王的历史故事，图穷匕见这个成语就讲述了这惊心动魄的一幕。秦王嬴政在吞并六国的统一战争中，先灭掉了韩国和赵国，接着就直捣燕国。为了挽救国家的危亡，燕太子丹经过周密的谋划，准备派刺客荆轲去秦国刺杀秦王。他为荆轲准备了从秦国叛逃居住在燕国的将军樊於期的脑袋和燕国的地图，并将匕首藏在用布帛做成的地图里。计划是，当荆轲在献上樊於期的人头和地图时，用藏在地图里的匕首逼迫秦王改变攻打燕国的计划，退还侵占别国的土地，如果秦王不答应，就杀死秦王。这是一步险棋。

临出发那天，太子丹又给荆轲找来一个叫秦舞阳的人做帮手。秦舞阳在十三岁时就杀过人，别人都不敢正面看他。荆轲知道自己身上担负的重任，伤感地唱出了千古名句："风萧萧兮易水寒，壮士一去兮不复还！"

公元前 227 年，荆轲到了秦国首府咸阳。秦王一听说燕国的荆轲送来

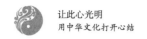

了（仇人）樊於期的头和要割地的地图，立刻在金碧辉煌的宫殿里隆重地接见荆轲。荆轲捧着装有樊於期头的木匣，秦舞阳捧着地图匣，一步步地走上了秦国宫殿的台阶。

秦舞阳第一次登上秦国这么威严的朝堂，不由得有些心惊胆战，他汗流浃背，战战兢兢。秦王左右的人看见他这个样子，都感到很奇怪，既然是使者，为什么吓得脸都变了颜色呢？荆轲却镇定自若，走向前对秦王说："他是北方粗野的人，从来没有见过大王的威严，免不了有点害怕。"秦王是何等人物，早已知道他们心怀歹意，并有所防备，就对荆轲说："叫他（秦舞阳）退下去！你给我把地图呈上来。"荆轲从秦舞阳手里拿过地图，把它献给秦王。秦王打开地图，荆轲就一个地方一个地方地指给秦王看。翻到最后，卷在地图里的匕首就露出来了。说时迟，那时快，荆轲一把抓住秦王的衣袖，右手拿着匕首向秦王刺去。秦王一见，抬起身子使劲地向后一转，那只袖子就断了，秦王急忙拔剑，可是因为心里太急和紧张，剑又太长而拔不出来。他只得绕着殿上的大柱子跑，荆轲紧紧地追着秦王。台阶上面站着的几个文官从来没遇到过这样的情景，也惊呆了；台阶下面的武士，按照当时秦国的规定没有接到命令不准上殿，他们也被这突发的情况惊呆了。几个文官急中生智，和荆轲对打，秦王的医生，急得用药袋向荆轲的头上砸去。秦王此时拔出了身上的剑，一剑就砍断了荆轲的左腿。荆轲站不住了，就举起匕首向秦王扔了过去，但没有刺中秦王，剑砸在柱子上，秦王的武士赶上来把荆轲杀死了。

秦舞阳有匹夫之勇，却不能做到"乱云飞渡仍从容"的风轻云淡。苏轼在其名篇《留侯论》中写道："古之所谓豪杰之士，必有过人之节。人情有所不能忍者，匹夫见辱，拔剑而起，挺身而斗，此不足为勇也。天下有大勇者，卒然临之而不惊，无故加之而不怒。此其所挟持者甚大，而其志甚远也。"

遇见问题，要冷静面对，泰然处之，多修炼正心、正念、正德。生活的经验告诉我们，如果遇见闹心的事情，首先从我们预估的事情的严重性上减去一半，这样就能做到"乱云飞渡仍从容"。如果遇到好的事情，也不要欣喜若狂，避免范进中举的尴尬。如果遇到不好的事情，要在心理上保持冷静，避免惶恐不安的心态。这就是宁静致远在工作和生活中的妙用。现在有些人的生活和工作都非常浮躁不安，其实是自己缺乏正心、正念、正德的修养功夫，也缺失"一正压百邪"的认知和理念。毕生不做亏心事，又何来不安？

[医师点评]

心内科门诊经常遇到这样的患者，整天忧心忡忡，担心自己的心脏这也不好，那也不好，并且反复出现胸部针刺样痛，持续几秒，有时伴胸闷、憋气、心慌不适，反反复复很多年，吃饭也不香，睡觉也不踏实，心神不宁。可是医生开出的各种生化检查、心电图、超声心动图、冠脉CT等均未发现明显异常。医生会诊断为心脏神经症，也称心脏神经官能症。

心脏神经症是一种神经性的生理性疾病，在某种意义上可以说是心理类疾病，通常由强烈的情感压力、焦虑或抑郁引起。心脏神经症与心脏疾病不同，该病一般心脏的结构、功能、血流完全正常，也不存在心肌缺血或心律失常。然而，该病的症状可能会让患者感到非常不舒服，影响他们的日常生活和工作。如果不及时治疗，心脏神经症也可能导致其他的心理问题，如抑郁症和焦虑症。如果有这种情况，建议尽早到医院在医生指导下规范治疗。

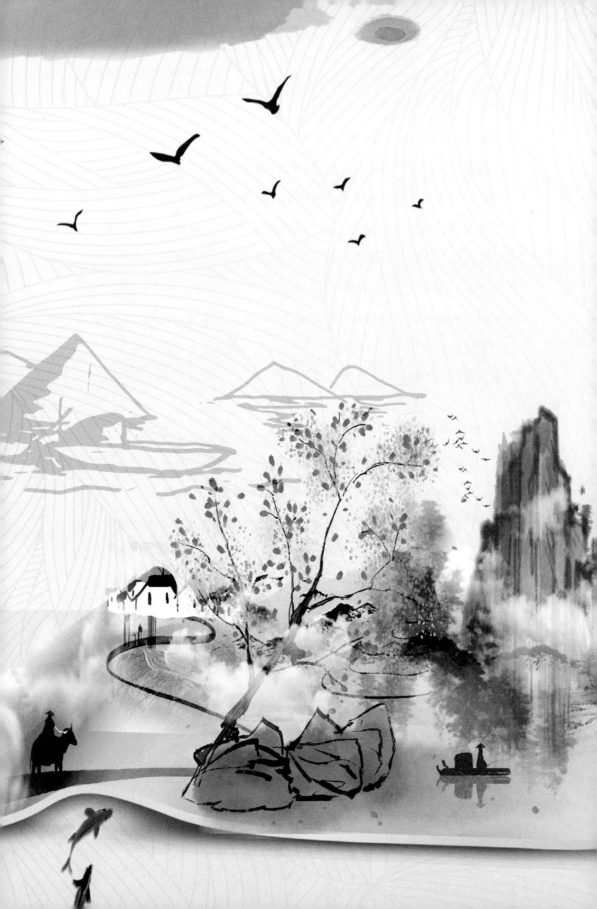

觉醒的力量

恻隐之心，人皆有之。孟子云："无恻隐之心，非人也；无羞恶之心，非人也；无辞让之心，非人也；无是非之心，非人也。"孟子在这里讲的"非人也"，意思就是不是人。我们要如何理解恻隐之心、羞恶之心、辞让之心、是非之心呢？

《孟子·公孙丑上》举了一个生活中的案例。有人突然看见小孩子快要掉进井里，都会有惊恐、同情的心情，这既不是为了和小孩子的父母攀交情，也不是为了在乡里朋友间博取声誉，更不是因为厌恶那小孩子的哭声才这样的。由此看来，恻隐之心，人皆有之。没有同情之心，不算是人；没有羞耻之心，不算是人（这就是知耻者后勇的最早说法）；没有辞让之心，不算是人；没有是非之心，不算是人。孟子又云："恻隐之心，仁之端也；羞恶之心，义之端也；辞让之心，礼之端也；是非之心，智之端也。人之有是四端也，犹其有四体也。有是四端而自谓不能者，自贼者也；谓其君不能者，贼其君者也。凡有四端于我者，知皆扩而充之矣，若火之始然，泉之始达。苟能充之，足以保四海；苟不充之，不足以事父母。"同情之心，是仁的萌芽；羞耻之心，是义的萌芽；辞让之心，是礼的萌芽；是非之心，是智的萌芽。人有这四种萌芽，就如同有四肢。有这四种萌芽而称不能行善的人，是自己残害自己的人；说他的君王不能行善的人，是残害自己君王的人。凡是有这四种萌芽在身上的人，就该懂得让它们更加充足，就像火开始燃烧，泉水开始流出。如果能够扩充它们，就

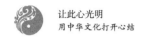
可以安抚天下；如果不能扩充它们，就连自己的父母都侍奉不了。

孟子讲了一个经典的故事。齐国有个男人，与他的一妻一妾共同生活。他每次外出，在外面吃饱喝足才醉醺醺地回家。妻子问他和谁在一起吃饭，他说都是有钱有地位的人。妻子对妾说："丈夫出门都是酒醉饭饱后才回家，问他跟谁在一起吃喝，他说都是有钱有地位的人。可是，从来也不见有显贵体面的人到家里来做客。我要暗中看看他到底去了什么地方，和什么人在打交道。"

有一天清早起来，妻子便默默地跟着丈夫，发现走遍整个都城，没有谁停下来与她丈夫打招呼交谈。最后看见自己的丈夫走到东门城外的坟墓中间，向那些扫墓的人乞讨残羹剩饭。如果吃喝不够，又到别的扫墓人那里乞讨。这就是他天天吃饱喝足的办法。

妻子郁闷地回到家里，把自己看到的一切告诉了妾，说："丈夫是我们指望依靠一辈子的人，现在却是这个样子。"于是两人一起在院子里大骂，抱头痛哭。这个男人不知道自己的行为已经被妻妾知道，还得意扬扬地从外面回来，在妻妾面前大耍威风。

孟子警示我们"羞耻之心，非人也"。故事中的男人就没有羞耻之心，他好吃懒做，虚荣心极强，不思进取，好高骛远，最终一事无成，连自己的家人都不能照顾好，这种人就是无"羞耻之心"。一个人如果羞耻之心觉醒了，就会做到"知耻者后勇""浪子回头金不换"，并且会有所作为，这就是觉醒的力量。

历史上这样的案例不胜枚举。《世说新语》中记载周处年少时，凶强侠气，依仗自己的胆量和武力欺压百姓，为害乡里。老百姓将水中的蛟龙、山上的老虎和周处并称为"三害"，而周处为祸首。周处知道有"三害"后，决定为乡里除害，他斩除了老虎，又到水里除蛟龙，和蛟龙斗了三天三夜。老百姓以为周处和老虎、蛟龙都已经死掉了，就相互庆祝。结果三天后周处竟然活着回到乡里了。他听说乡里人相互庆祝的事情，心理落差特别大。他以为自己为乡里人除掉老虎和蛟龙，乡里人会感激他，没想到乡里人不但不领情，还把自己与老虎、蛟龙这些禽兽比作一类。他突然明白了自己的行为给乡里人带来了多大的伤害，决定洗心革面、痛改前非。这种羞耻之心的觉醒和觉悟，就是"知耻者后勇"。周处到吴国去拜访有声望的贤者，告诉贤者自己的想法：自己想改过，但是担心年龄已大，不能有所作为。有声望的贤者告诉他："古人贵朝闻夕死，况君前途尚可。且人患志之不立，亦何忧令名不彰邪！"周处听了之后，磨砺意志，发奋好学，涵养才华，他本人有仁义，又有刚烈的志气，并且时刻注意克制自己的缺点，因此很快改过自新。一年后，州府征召官员。周处在吴国出仕做官，后来做到了都督的位置，成了一个有所作为的贤者。这是一个典型的"知耻者后勇"的典故。人在觉醒之后，才能做到自觉和自律。世界上所有精准的管理方法，都无法比自觉和自律的方法效果好。

孔子有个学生叫子路，别人指出他的过错和缺点，他就高兴。禹是中国历史上的圣人，大禹治水的故事家喻户晓。就是这样一位圣人，听到好的言论，就给人行礼。舜更加了不起，他奉行"善与人同"的原则，把善当作人所共享，改正自己的不足，学习别人的长处，乐于吸取别人的优点来完善自己。他认为，吸取别人的优点来完善自己，就是同别人一起行善。所以君子最了不起的就是同别人一起行善，这种觉悟，难道不是最大的自律和自觉吗？

中华传统文化强调做人要做第一流人物。什么是第一流人物？是在立

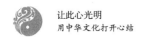
德、立功、立言方面都有所建树的人物。汉中武侯祠的牌匾上表扬诸葛亮就用的是"第一流人物"。北宋五子之一的邵雍，写了一首《一等吟》，诗曰："欲出第一等言，须有第一等意。欲为第一等人，须做第一等事。"这首诗也告诉我们，意念、意识、认知需要正大光明。

[医师点评]

医学上有一个常常被人忽略的名词，叫病耻感。病耻感是指患者因患病而感到羞耻、尴尬和自卑的心理状态。在不同的文化和社会背景下，人们对于疾病的看法和态度存在差异，但是病耻感是一个普遍存在的现象。病耻感引发的心理压力可能会导致焦虑、抑郁等心理问题，由此影响患者的心理健康和生活质量。病耻感会让患者隐瞒自己的病情，从而错过了及时治疗的机会。这可能会使疾病恶化，增加治愈的难度和费用。病耻感还会让患者对自己的病情感到难以启齿，从而避免与他人交流。这可能会导致他们与家人、朋友和同事之间的关系疏远，甚至影响到工作和生活。病耻感会降低患者的自我价值感，使他们觉得自己没有用处或者成为别人的负担。这可能会导致他们缺乏自信和动力，无法积极面对生活。

病耻感可能会让患者对医疗系统和医务人员失去信心，担心自己的病情会被泄露或被他人嘲笑。这可能会导致他们不愿意寻求医疗帮助或遵守治疗计划。

为了缓解病耻感，我们需要改变一些人对疾病抱有的偏见和歧视，提高公众对健康问题的认识和理解。同时，医疗机构和医务人员也应该尊重患者的隐私和尊严，为他们提供安全、舒适和保密的就医环境。此外，家庭和社会支持也是缓解病耻感的重要因素。家人和朋友可以给予患者理解和支持，帮助他们克服困难，重拾信心。从患者自身的角度，也应鼓励自己做到：①接受疾病，不要自责或抱怨自己。②与家人、朋友或专业医务人员交流，寻求支持和理解。③了解自己的疾病和治疗方法，减少对未知的恐惧和焦虑。④改变态度和思维方式，关注自己的优势和价值，不要让病耻感控制自己的生活。⑤多与其他患者分享自己的经验和感受，减轻病耻感，并获得更多的支持和鼓励。

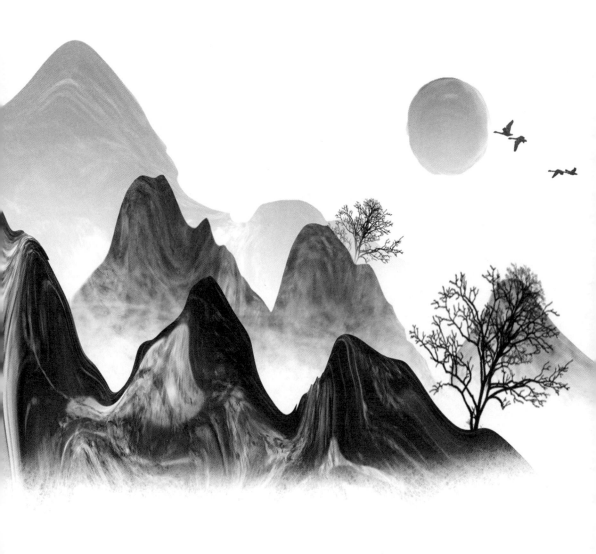

积善之家，必有余庆

群经之首的《周易》云："善不积不足以成名，恶不积不足以毁身。"《大学》开篇云："大学之道，在明明德，在亲民，在止于至善。"三国时期的刘备以"勿以善小而不为，勿以恶小而为之"要求自己。由此可见，做一个好人和善良的人是中国传统教育的基本价值取向。

我到大学去开讲座，经常会遇到学生问一个相同的问题："待人友善会吃亏吗？"比如寝室的同学经常让自己帮着做如打开水、买饭、买药、送雨伞等事情。可是，等到自己需要帮忙的时候，有些同学却比较自私，不愿伸出援助之手。得到的回报与曾经付出的帮助不成正比，这就让一些学生产生了疑惑：待人友善会不会吃亏。

与人为善是一个人的高尚品德和基本修养。"楚国无以为宝，惟善以为宝"等经典论述，以及"善始善终""善有善报"等千百年来流传下来的词语，都值得我们去用心体悟。作为教师，应该用中华传统文化进行引导，告诉学生有这么一个词必须去践行，那就是与人为善。

教师还应该引导学生认识到，学习的目的之一就是知道如何做一个友善的人。关怀需要帮助的人是读书人起码的道德良知，从现在关心周围的同学到将来关心国家大事及民众疾苦，这是一个践行和感悟的过程。如果总是纠结于回报，那么人生的格局未免太小，视野未免太低。

近期发生的校园伤害事件也提醒教育界，一味地进行专业知识的灌输会扼杀学生的创造性，对学生的心性和人格培养没有太大的帮助。学好专

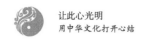
业知识只是让学生有安身立命的工具，学会如何做一个友善的人和有益于社会的人才是全面的教育。应该让学生意识到，对生命敬畏和对人友善是一个合格公民的基本修养。

在应试教育的压力下，我们或多或少会忽视对学生做人方面的引导。似乎一个学生只要学习好，就可以"一俊遮百丑"，别的什么都会好，真的是这样吗？对分数的过分看重，导致我们忽视了要教学生学会做人：对生命有敬畏之心，要与人为善；关爱社会，先从关爱周围的人开始；服务社会，先从服务周围的人开始。许多真实的案例告诉我们，首先要正心，然后去学技能才能服务好社会；人心不正，学了技艺反而会害人害己。从中华传统文化的角度来看，学习专业技术只是掌握了一门技艺，有志于大道之行才是更重要的。

社会主义核心价值观从国家层面看，是富强、民主、文明、和谐；从社会层面看，是自由、平等、公正、法治；从公民个人层面看，是爱国、敬业、诚信、友善。从中华传统文化对友善的经典解读中，我们发现：友善是一种品德，是一种价值观，是一种修养，是一种基本的情操。

正如《周易》所讲："善不积不足以成名，恶不积不足以毁身。"结合中华传统文化的经典教育和社会共识，前面问题的答案已然明了：待人友善不吃亏。

[医师点评]

从健康管理的视角来看，"勿以善小而不为，勿以恶小而为之"这句话强调了日常生活中积极行为的重要性和消极行为的危险性。既然了解了自己的不健康生活方式会引发疾病或使原有的疾病加重，就应当做到知行合一，从一点一滴开始做起，改变生活方式，戒掉不良习惯。

《荀子·劝学》云："故不积跬步，无以至千里；不积小流，无以成江海。"这与西方谚语"罗马不是一天建成的"有异曲同工之妙。良好的健康习惯亦是如此，往往需要日积月累才能形成，比如每天坚持适量运动、合理饮食、戒烟限酒、保持心理平衡等。这些好习惯可能起初看起来影响不大，但长期坚持下来，会对个人的健康产生显著的积极影响。只有通过不断地积累才能取得最终的成功。

同样，那些看似无关紧要的不良习惯，如偶尔熬夜、吸烟、饮酒等，这些习惯可能一开始并不会直接导致健康问题，但长期累积可能会引发严重的健康危机。

对于社会来说，每个人都是浩渺江河中的一滴水。但如果每个人都能为他人考虑，提供健康的支持和鼓励，比如帮助他人戒烟或一起参加体育活动，那么整个社会的健康水平都将得到提升。

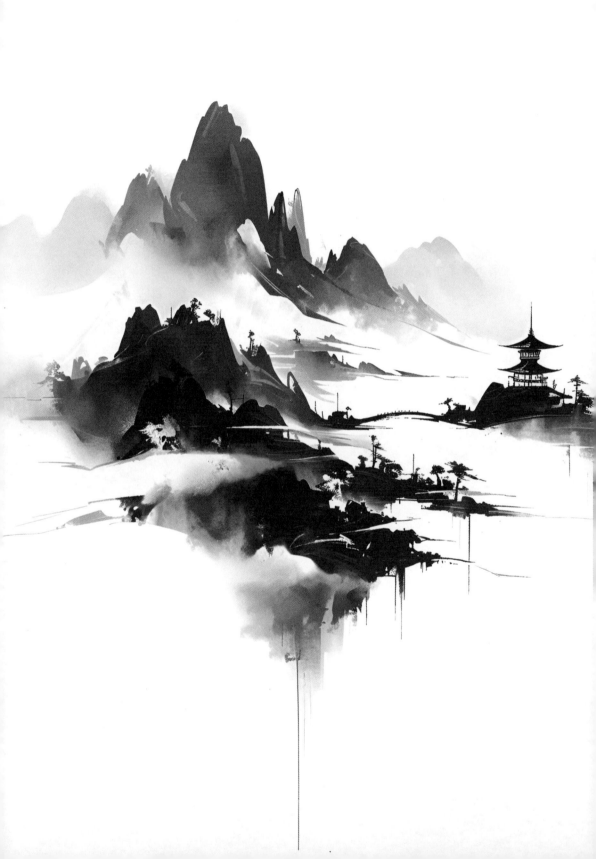

王道不外乎人文关怀

中华传统文化讲人性、人情、人文、人道、人品，也讲王道，中国传统政治向往王道，所以有"王道不外乎人文"的谚语。西方讲武力和征服，所以讲霸道，崇拜权利和征服。这是中西传统政治的一个区别。

西方天赋人权思想起源于文艺复兴运动，文艺复兴运动通过文艺创作宣扬人文精神，彰显人的价值。致力于这场运动的思想家们倡导要研究人的自身，把目光从神转向人，强调人的尊严和价值。在文艺复兴以前，教会是一切社会规范的制定者和执行者，科学工作者，尤其是自然科学方向的学者，普遍受到教会的打压，人民长期处在蒙昧状态，因此把这个时代称为"黑暗的中世纪"。英国大革命（1640 年）的诉求是：通过《权利法案》，保障人权，说明英国当时是缺乏人权的。我们从法国大革命（1789年）的口号中去感受法国人民当时的诉求：自由、平等、博爱。说明法国人民当时没有自由、平等、博爱。法国大革命前法国人民分为三等：第一等主要由教士组成；第二等由贵族组成；第三等包括了大多数的法国人民，主要由农民和资产阶级组成。这一等级的人数最多，包括了金融家、企业家、非专业人士和律师等较富裕的劳动人民，以及那些仍作为农奴生活的人。贵族是世袭的，人民的职业不能实现自由。156 年之后，也就是1945 年，法国妇女才有了选举权。而在我国，女官制度始于西周，盛于大唐，唐朝更有一代女帝——武则天。历史中有名的女诗人、女词人也不胜枚举。

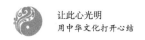

　　英国在 1855～1870 年文官制度改革期间，借鉴和采用了中国的科举制度，对英国文官录用制度做出了革命性的变革。我们在隋朝时期已经实施了科举制度。试问一下，中国和英国哪一个国家在这方面更平等呢？美国在 1954 年以前，白人和黑人受教育的权利是不一样的。黑人不能在白人的学校上学，黑人学校的校舍、师资、设备等条件都很恶劣。直到今天，美国的种族歧视依然存在。

　　中华文化历来都讲"人性""人品""王者之道不外乎人情""人文关怀""人道主义"。钱穆认为，中国人不言人权，而言人道。道出于人心，"公道自在人心"就是这个意思，不是由于外加的强力，而是出于发自人心的公道，才能实现真正的自由，这是平等的基础。法律是外来的力量，需要强制执行。强制执行就是一种外力，如果出现冤假错案，就会导致许多纠纷。"权"是一种外力，力有大小。西方文化信奉弱肉强食，适者生存。中华文化不讲这些霸道的逻辑，讲"人同此心，心同此理""以心换心""一人之心，千万人之心也"。《礼记》中记载了我们的理想："大道之行也，天下为公，选贤与能，讲信修睦。故人不独亲其亲，不独子其子，使老有所终，壮有所用，幼有所长，矜、寡、孤、独、废疾者皆有所养。"

　　一个家治理得鸡犬不宁，责任不在家人，在我们自身。国家治理得腐朽黑暗，原因不在国民，在于治理者水平低级。我们应该"反求诸己"，反思"自身之道"有没有不合乎大道之处。不能因为外在条件不好就抱怨和埋怨，应该思考自己是否具有足够的才华驾驭复杂的局面，这就是"自强不息，厚德载物"的含义，也体现了尊重人情、人文的中华文化。

　　父母即使对我不好，我也要尽我的孝道，这是一种善，也是一种大道，行这种大道就是人道。我尽了孝，也就是成全了父母的人权，哪有父母对我不好，我就有理由对父母不孝来彰显自己的人权这样的道理？英国的法律不规定子女有赡养父母的责任与法定义务。试问中国的父母和英国的父母在老了之后，谁会更有幸福感呢？

西方文化中的人权，指的是个人人权，强调的是个人主义。这种理念过于看重人的原始欲望，而人的原始欲望是自私的，权与权交锋，权小的肯定受欺负，没有权的肯定受打击，这是达尔文进化论"弱肉强食，适者生存"的丛林原则。而中华文化讲人道，讲人品，讲人文，倡导"视民如伤""守望相助""疾病相扶持"，这比个人主义中的人权要有文化素养、人文关怀。我们不能受西方思维的影响，丢弃了中华传统文化中关于治国理政的智慧。

中华传统文化认为人的"性"，是人心之共通之处，"以心换心""人同此心，心同此理"说的就是这个道理；认为人的"情"，是人心相互感通之处，故有"王道不外乎人情"之说。

[医师点评]

医学所服务的对象是有血有肉有情感的人，因此，医学人文精神是医学领域不可或缺的一部分，它在医学中扮演着至关重要的角色。主要体现在以下几方面。①尊重和关注生命：是医学人文精神的核心内容之一，它要求医生在医疗实践中始终将患者的利益放在首位，并提供全面的关怀和支持。患者有权决定自己的医疗选择和治疗方案，医生应尊重患者的自主权和意愿。医生应严格遵守医疗保密原则；应尊重患者的尊严，避免任何形式的歧视或侮辱；应意识到医疗实践可能存在的风险，并采取适当的措施来减少失误和提高安全性；对待所有患者一视同仁，不论其种族、性

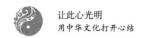
别、宗教信仰或社会地位如何。②促进医患关系改善：医学人文精神鼓励医生倾听患者的需求，使医生能够更好地了解患者的情况，提供更准确的诊断和治疗建议。医学人文精神强调医生应具备同理心，能够理解患者的感受和情绪。这种情感支持有助于减轻患者的痛苦和焦虑，增强患者对医疗团队的信任感，有助于建立和谐的医患关系。③提升医疗服务的整体水平：医学人文精神强调生命的尊严和质量，提倡科学合理地使用技术，确保技术服务于人类的福祉，防止技术滥用现象的发生。医学人文精神还能鼓励医生在面对疑难杂症时推陈出新，提出创新的解决方案，这种关心患者的职业态度也是推动医学前进的动力之一。④指导医学教育和实践：医学人文精神强调医生应具备同情心、责任感，以及对患者尊重和关心的态度，这些都是医学教育和医疗实践中不可或缺的部分。⑤反映社会文明进步：通过不断加强医学人文建设，可以让医学更好地服务于社会和大众，实现医学与社会的和谐共生。医学人文精神的发展水平在一定程度上反映了一个社会的文明进步和对健康的重视程度。⑥激发医护人员的职业激情：医学人文精神强调的是对生命的尊重和关怀，这种精神不仅关注患者的身心健康，也关注医护人员的个人成长和发展，能够增强医务人员的职业荣誉感，从而激发他们在职业生涯中的热情和动力、提高他们的职业道德和责任感，从而更好地服务于患者和社会。

人有灵感吗

《中庸》开篇第一句话："天命之谓性，率性之谓道，修道之谓教。"什么是天命？什么是率性？什么是修道？这些问题如果弄不明白，我们对中庸的认识就会浮于表面，对教育的认知就会很简单和肤浅，因为这是中华传统文化对人心和人性，教育和教化的基本认知。

中国古代有一个大儒叫荀子，荀子认为，人之所以最为天下贵，就在于人有气有生，有知且有义。我们都知道人有五种感觉，用眼睛看的能力叫视觉，用耳朵听的能力叫听觉，用鼻子闻的能力叫嗅觉，用嘴品尝味道的能力叫味觉，用皮肤感受外物刺激的能力叫触觉。我们常说"眼见为实"，实际上这是典型的主观主义和片面的唯物主义。一个人的心思、思想、价值观用眼睛是看不见的，只有和这个人接触之后，看他处理事情的水平才能评价他的才德如何。这是我们工作和生活的常识。人只有这五种感觉吗？显然不是，这只是我们可以触摸到的五种感觉，还有我们触摸不到的第六感觉。许多事情没有发生前，人可能对这件事情有预感，这种预感就是第六感觉。到目前为止，现代科学还无法证实人的第六感觉。现代科学证明不了的领域很多，科学也只是一种方法，不是万能的。举例说明，人体的经络和穴位是存在的，中医通过针灸穴位来治病。人去世之后，尸体僵化，穴位和经络自然就消失了。现代科学研究在尸体上找不到穴位和经络，于是下结论：中医不科学。这种认知是片面的。"通则不痛，痛则不通"是我们熟知的一句话，体现了生活中我们对经络、穴位的实际

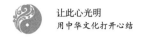
运用。

人除第六感觉之外，还有第七感觉吗？答案是有的，第七感觉就是我们熟知的灵感。"读书破万卷，下笔如有神"，这个神就是灵感的表现。"如神来之笔"指的就是这种感觉。第七感觉是如此的神奇和难得，平时的积累和心性的修炼，都有助于我们产生灵感。"文章本天成，妙手偶得之"，我们感受高山大川的磅礴气势；感受大自然春夏秋冬的千变万化，就会不由自主地发出感慨，产生灵感。比如李白的《古朗月行》，就是由于他小时候常观察月亮，故而产生了灵感："小时不识月，呼作白玉盘。又疑瑶台镜，飞在青云端。"等到他成人之后，再观察月亮，结合自己的生活经历，写出了《静夜思》，诗曰："床前明月光，疑是地上霜。举头望明月，低头思故乡。"春天来了，刘禹锡看见枯树又长出了新芽，结合自己的心境，写出了"沉舟侧畔千帆过，病树前头万木春"的经典诗句。还有"春风如贵客，一到便繁华""大漠孤烟直，长河落日圆""日暮乡关何处是，烟波江上使人愁"等优美诗句，都是诗人从大自然中得到的灵感。由此可见，灵感来自大自然，人们感受到大自然的气象万千，有所感悟、顿悟，进而有了灵感，于是才能写出这样流传千古的锦绣文章。人类所有的艺术、文学、道德、科技发明都与灵感有关系。

那么，什么是灵？中华传统文化中，关于灵的解释有以下几种。《大雅·灵台传》云："神之精明者称灵。"苏辙云："灵之言善也。"刘向云："积恩为爱，积爱为仁，积仁为灵。"由此可见，灵具有精明、善良、积仁的特征。

如何获得灵感呢？前面我们说过，灵具有精明、善良、积仁的特征。一个人如果缺乏灵感，可以从以上几个角度修炼自己的内心。如果内心修炼好了，就会有灵感。如果没有这方面的认知，何来灵感？现在一些人沉溺于争权夺利，物质蒙蔽了他们的良知灵性，为了争权夺利不择手段，剑走偏锋，没有底线，缺乏对道德的敬畏，得到了权利就不可一世，高高在上，得不到权利就垂头丧气，暮气沉沉。这种人不修炼自己的内心，是得不到灵感的，也是没有灵性的。

我们的想法和平常的修行如果远离了善良、积仁，灵感自然就不会来。如果一个人满心满脑都是算计，急功近利，急于发财，急于升官，没有宁静致远的心态，没有仁者爱人的修养，那他一定会成为一个自私自利的利己主义者，这样的人何来灵感呢？灵感是一种修养，也是一种修行。由此可见，如果整日沉溺于游戏，短视频，追捧娱乐至死的观点，就会离灵感越来越远，也就是说，想从网络资讯中获得灵感是痴人说梦。

《道德经》要求我们居善地，心善渊，与善仁，言善信，政善治，事善能，动善时。只有这样去生活和思考问题，我们才能获得灵感。这是流传了几千年的方法论，我们一定要重视起来，不仅要自身领悟和践行，还要其传承下去，发扬光大。

《道德经》云："上士闻道，勤而行之。中士闻道，若存若亡。下士闻道，大笑之，不笑不足以为道。"意思是，上士听了道的理论，努力去实行；中士听了道的理论，将信将疑；下士听了道的理论，哈哈大笑。不被嘲笑，那就不足以称其为道了。

[医师点评]

人性含灵，灵在何处？灵感就是人有灵的一种表现。心灵美是人人都追求和向往的，实现不了心灵美就不会有灵感。从医学角度讲，呵护好

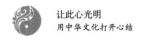

心脏，保障心脏的供血顺畅是医学的使命。心血管病和脑血管病具有共同的危险因素，这些危险因素可以导致血管内膜损伤和炎症反应，最终导致动脉粥样硬化的形成和发展。经常有人提到"心脑同治"的理念，主要指预防心脑血管疾病，关键在于控制和管理好生活中的危险因素，具体包括①保持健康的生活方式，如均衡饮食、适量运动、戒烟限酒、保持心态平和；②定期进行体检和检测，及早发现和治疗心脑血管疾病；③遵循医生的治疗方案，控制血压、血脂、血糖等指标。通过综合管理和控制危险因素，可以有效降低心脑血管疾病的发生率和死亡率。

此外，临床上还有脑心综合征的概念，脑心综合征是指在急性脑血管疾病中，由于脑部病变引起的心脏功能和心电图异常。这种综合征通常发生在脑卒中、脑出血等急性脑血管事件后，表现为心律失常、心肌缺血、心肌梗死等症状。这些症状的出现说明了辨证施治、整体观念、系统观念在医学中的重要性。

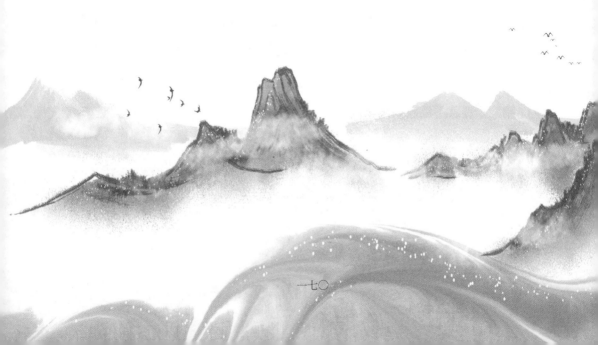

去掉浮躁的心态，是成大事的基本认知

党的七届二中全会要求全党在胜利面前要保持清醒头脑，在夺取全国政权后要经受住执政的考验，提出"务必使同志们继续地保持谦虚、谨慎、不骄、不躁的作风，务必使同志们继续地保持艰苦奋斗的作风"。这就是著名的"两个务必"。谦虚不是一个口号，而是一种美德，也是一种能力。谨慎是一种做事风格，也是一种能力。骄，本来指的是六尺高的马，引申为自高自大，骄傲、骄横、骄纵等含义。"无礼为骄""在上不骄"都是一种能力，更是一种规劝。躁，是急躁、浮躁、不冷静的意思。圣人孔子认为，没有轮到某个人发言的时候他发了言，叫作急躁。躁者不静，静为躁君，可见，不躁是一种能力，也是一种修养。圣人以静观天下，静生慧。

"调查研究要霸得蛮（湖南方言，形容人有一股不服输的拼劲），吃得苦，耐得烦"，说明耐烦是一个人的基本修养，没有耐烦的素养，还想把事业干好，是不可能的。

无处不在的互联网，可以将一个小事无限放大，可以将一件平常的工作无限夸大，也可以放大某一项投资的预期，比如理财、基金、股票等的收益，这些被放大的、浮躁的社会舆论，往往会引起一些人的急迫感和紧张感。一些无量自媒体总以"突发、应急、定了"这类词汇组成标题，制造毫无价值的内容，为了获得所谓的"流量经济"，因此被称为标题党。又比如"不要让孩子输在起跑线上""你不理财，财不理你"等广告宣传，

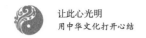
在互联网上快速传播，反复在我们面前出现，达到洗脑的效果。互联网上还会有一些似是而非的观念和三俗的认知，缺乏正确认知的人就会被这些信息裹挟，丧失了独立思考的能力，商家和平台在后面乘机收割韭菜。如果我们不加强文化修养，不去提升自己的认知能力，静不下心来学习能让自己觉悟、觉醒的知识，我们就会在浮躁的信息之中变得缺乏耐心、烦躁不安。以手机为例，现在手机上有很多可以听书的 App。听书的感觉和效果怎么能和读书的感觉和效果相提并论呢？实体书有书香气，在阅读的过程中，人读到会心处，就会高兴得"手之舞之，足之蹈之"，还可以在阅读的时候写批注，写心得体会。听书能有这个效果吗？一个人如果整天在手机上看短视频，阅读碎片化的信息，能静下心来学习《大学》《中庸》《论语》《孟子》吗？

书香门第的涵养和气质，不是那么简单就能形成的。我们常说"开卷有益"，开卷也应该与时俱进。现代的书籍太多了，没有"营养"的书籍也不少，这就要求我们要读第一流的书，用第一流的书籍涵养我们的性情，启发我们的灵性，涵养我们的气质。什么是第一流的书籍？我认为，四书五经是中华民族的文化根基，这就是第一流的书籍。我们应该知道这样一个道理：我们的生命是有限的，而知识是无限的。用有限的生命去学无限的知识是一件危险的事情。这就给我们提出了问题，如何读好书？什么是好书？就拿我们熟悉的自媒体来说吧，不玩自媒体会影响我们的生活吗？玩自媒体就能实现内心的充实和精神的愉悦吗？答案是否定的。自媒体具有自娱自乐的性质，与我们内心的充实和精神的愉悦没有关系。如果沉溺于其中而不能自拔，时间长了，对于读书和做事情就没有耐心。先贤早就给出警示，"燥性者火炽，遇物则焚……俱难建功业而延福祉"，急躁之人，不能建功立业。

让我们来学习一下中国古代圣贤是如何面对烦躁的。宋代朱熹在《朱子语类》中讲："大凡事，只得耐烦做将去。才起厌心，便不得。"意思是说，凡事须得耐烦去做，如果害怕麻烦、逃避麻烦，就注定做不成。明代大儒家、理学家耿定向在《耐烦说》中写道："而耐烦者，众善之所由集也。故曰耐烦为要。"耐烦指的就是耐心耐劳，不厌其烦。

科技在快速发展，人的人文修养却没办法像科技一样快速发展。许多人缺乏耐心、耐烦的能力，这就衍生了许多问题。一个人如果连刷视频都只有三分钟的耐心，就更别提让他静下心来认真阅读中华传统经典书籍了，那他也就无法通过学习中华优秀传统文化来涵养智慧，启发悟性。

晚清重臣曾国藩在他的日记和家训中，对"耐烦"二字反复强调："为人第一贵忍辱耐烦。""若遇棘手之事，需从'耐烦'二字痛下功夫。""一耐字极有意味。倾险之人情，坎坷之世道，全靠一'耐'字撑过去。""读书有一'耐'字诀。一句不通，不看下句；今日不通，明日再读；今年不精，明年再读。此所谓耐也。"

苏轼《留侯论》中的千古名句也说明了耐烦的重要性："观夫高祖之所以胜，而项籍之所以败者，在能忍与不能忍之间而已矣。项籍唯不能忍，是以百战百胜而轻用其锋；高祖忍之，养其全锋而待其弊，此子房教之也。"项羽性格急躁，性情暴烈，缺乏智慧。楚汉久久相持，人心厌战，项羽就急着想和刘邦决一死战，项王对汉王曰："天下匈匈数岁者，徒以吾两人耳，愿与汉王挑战决雌雄，毋徒苦天下之民父子为也。"汉王笑谢曰："吾宁斗智，不能斗力。"意思是，楚汉长期相持，未决胜负，年轻力壮者苦于行军作战，年老体弱者疲于水陆运输。项王对汉王说："几年来

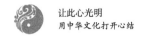
天下扰攘不安，只是由于我们两个人的缘故，因此我愿意与你挑战，一决雌雄，不要使天下百姓空受痛苦。"汉王笑着拒绝说："我宁愿斗智，不愿斗力。"汉军有个擅长骑马射箭的人叫楼烦，楚军派壮士挑战三次，楼烦每次都把壮士射死了。项王大怒，亲自披甲持戟出来挑战。楼烦想要射他，项王怒目而吼，楼烦被吓得眼不敢正视，手不敢发箭，跑回营垒，不敢再出来。汉王这才知道挑战的人原来是项王，汉王大为震惊。

苏轼在《留侯论》中警示我们："古之所谓豪杰之士者，必有过人之节。人情有所不能忍者，匹夫见辱，拔剑而起，挺身而斗，此不足为勇也。天下有大勇者，卒然临之而不惊，无故加之而不怒。此其所挟持者甚大，而其志甚远也。"清初文学批评家毛宗岗有一段经典言论："从来没有不忍辱而能负重者，又未有不能负重而能忍辱者，古今大有为之人，一生力奋，只在负重二字；一生学问，只在忍辱二字。无论是负重还是忍辱，皆可谓耐烦。"

［医师点评］

急躁、浮躁是一种不良的行为习惯。急躁和浮躁是内心焦虑的一种表现，长时间急躁和浮躁就是一种焦虑症的行为方式，焦虑症是一种常见的心理障碍，其主要特征是持续的、过度的、无法控制的焦虑和担忧。世界卫生组织(WHO)的数据显示，全球约有 2.6 亿人患有焦虑症或相关疾病。美国国家精神疾病研究所的数据显示，在美国，大约有 3100 万人患有焦虑症，占总人口的 10% 左右。中国精神卫生调查的结果显示，焦虑症的患病率约为 5.6%。

焦虑症患者可能会感到紧张、不安、害怕和恐慌，这些情绪可能会干扰他们的日常生活和工作。焦虑症的症状包括身体症状、心理症状和行为症状。焦虑症患者常常会感到头痛或肌肉紧张，尤其是在颈部、肩部和背部；可能会感到疲劳和虚弱，即使他们已经休息了很长时间；可能会出现胃部不适、恶心、呕吐、腹泻或便秘等消化问题；可能会感到呼吸急促、气短或窒息的感觉；可能会感到心悸或胸痛；可能会难以入睡且经常做噩梦或多梦。

焦虑症会对个体的心理状态产生广泛的影响，包括持续的担忧和不安，患者经常感到担心、紧张或害怕，即使在没有明显原因的情况下也会如此，这种担忧和不安可能会持续数小时或数天；可能会经历恐慌发作，这是一种突然出现的强烈恐惧感，伴随身体上的症状，如心悸、出汗、呼吸急促等；可能会害怕与他人交往或参加社交活动，因为他们担心自己会做出尴尬或令人难堪的事情；可能会出现强迫症状，例如反复洗手、检查门窗是否关闭等；可能会出现抑郁和情绪低落的症状。

焦虑症不仅会对身体状态、心理状态产生影响，还会对个体的行为产生一系列的影响。为了避免引起焦虑或恐慌的情况，焦虑症患者可能会避免特定的情境或活动，如社交场合、公共场所等。患者常常处于一种紧张和戒备的状态，他们可能会感到随时都会有危险降临，因此会变得警觉和敏感。在某些情况下，焦虑症患者可能会使用药物来缓解他们的症状，但过度依赖药物可能会导致药物成瘾和其他健康问题。总之，焦虑症会对身心带来很大的负面影响。焦虑症的表现多种多样，而这些表现不一定是焦虑症导致的，如果长期处于焦虑状态，建议到医院就诊规范治疗。

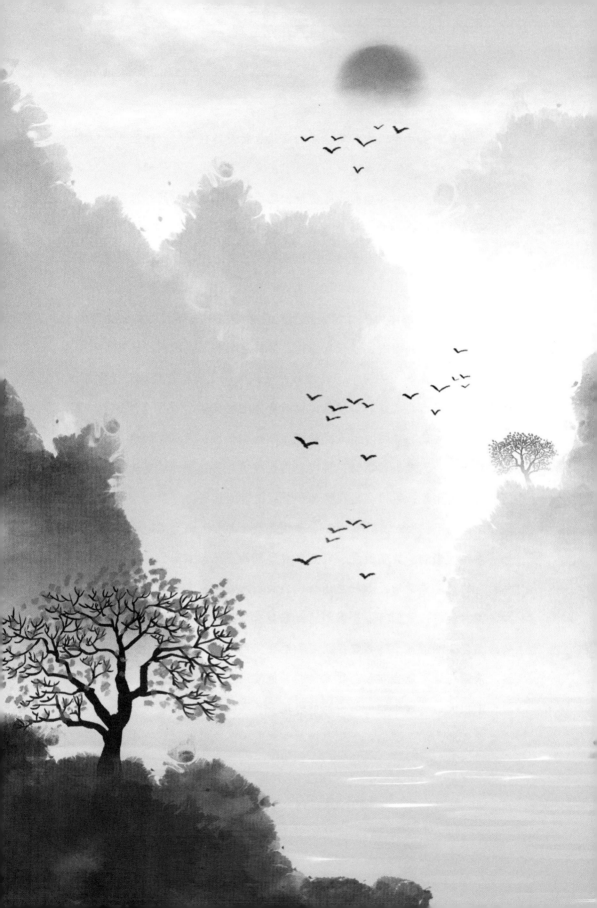

倾听陪伴、人文情怀
——化解抑郁的良药

据世界卫生组织报道，新型冠状病毒感染疫情后，全球精神障碍疾病患病率增多，抑郁症患者增加了28%，焦虑症患者增加了26%。2030年抑郁症患者将超过所有心血管病患总和，抑郁症将成为世界第一大疾病。

在我国，抑郁症呈年轻化趋势。引发该病的主要因素是情绪压力和家庭亲子关系。在众多职业中，互联网和教育培训机构是抑郁症的重灾区。抑郁症患者女性为男性的2倍，中国抑郁症的就诊率不到10%。家庭亲子关系、夫妻之间的矛盾和学习压力导致的矛盾是我国目前家庭中面临的主要问题。试想一下，在父母成天吵架的家庭环境中长大的孩子，能做到心平气和地处理问题吗？缺乏教育的儿童能实现心理健康和身体健康吗？答案显然是不可能的。如果父母没有足够的文化涵养和文化修养，能培养出一流的人才吗？要知道，培养一个人要有"十年树木，百年树人"的认知和耐心，打鸡血、拔苗助长式地培养人才，都是肤浅的做法。

孩子在青春期有了自己的主见，家长应该静下心来和孩子交流和沟通，倾听他们的想法，分享他们成长的忧乐，培养他们正确的人生观、价值观和世界观。抑恶扬善，扶正祛邪，方为正道。这是家庭教育应该注意的地方。

经常听见一些成年人说："气死我了。"有一句话说得好："生气是用别人的错误惩罚自己。"错误是别人犯的，自己却想不开，在那里生闷气，

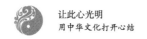
心结打不开，时间久了，自己就郁闷了。长久生气，再加上没有化解问题的方法和观念，人就焦虑了。如果总是回忆自己曾经受过的情感伤害，回忆一次就受一次伤害，回忆一百次，就受一百次伤害。思想上的负担导致自己心结打不开，这是认知不够的表现。回忆曾经伤害自己的事情，受伤的还是自己，还不如将这种伤害放下，将这种伤害彻底从大脑中删除，到大自然中去接受天地的能量，到名山大川中去领略大自然的气势与胸怀。何必局限在自己狭隘的认知中呢？我们的头脑和心的容量都是有限的，里面如果装的都是委屈、嫉妒、难过、怨恨，时间久了，人就会活得难受、憋屈，这不是我们想要的生活状态，只有彻底放下，才能如释重担，轻松前行。可见，放下和远离负能量，也是一种能力。眼不见为净，心不想不烦，这是一种远离负能量纠缠的方法，也就是我们所说的定力。

如果一个人有心结，我们要如何化解呢？倾听陪伴是一个好的方法，陪伴他，倾听他的苦恼，让他把心中的烦恼和伤害全倒出来。我们要多一些耐心，多一些同理心，对朋友予以安慰，予以疏导，这就是"人同此心，心同此理"的道理，也是"以心换心"的道理。我们要知道，人生不如意事十之八九，挫折困苦是生活的常态，正是这种常态，才能练就我们"斟酌至善""调和中庸""从容中道""乱云飞渡仍从容"的能力。

一个人的文化多，处理问题的方法就多。针对解不开的心结，我们还可以多看一看代表中华优秀传统文化的经典书籍《大学》《中庸》《论语》《孟子》《道德经》《黄帝内经》等，看书里是如何化解情志病的，这就是"开卷有益"。

我们还可以读一读中国历史上的圣贤、英雄、豪杰的传记。看看历史上的大人物在心灵受伤害时是如何化解的。比如陶渊明在东晋灭亡前夕写下了《饮酒·其五》，诗曰："结庐在人境，而无车马喧。问君何能尔？心远地自偏。采菊东篱下，悠然见南山。山气日夕佳，飞鸟相与还。此中有真意，欲辨已忘言。"还有柳宗元被流放时写的《江雪》，诗曰："千山鸟飞绝，万径人踪灭。孤舟蓑笠翁，独钓寒江雪。"还可以领略郑板桥在政治高压下写的《竹石》："咬定青山不放松，立根原在破岩中。千磨万击还坚劲，任尔东西南北风。"找到了自己正确的人生使命，就应该横下心来，久久为功地去践行自己的使命。

我们还可以去高山大川，高原湖泊之中略领大自然的魅力，感受自然带给我们的意境，用天地的能量来化解工作的压力、生活的苦恼，这就是"独与天地往来"的意义。

情志过极可以导致疾病，我们知道这个道理之后，就应该管理和调节好自己的情绪。不让情绪失控是一种修养，也是一种能力。如果我们能通过倾诉打开自己的心结，通过阅读经典书籍、体会人文情怀来化解自己的苦恼，通过与大自然的交流，汲取天地的正能量，治愈自己受伤的心，我们还会焦虑、抑郁吗？苦难只会历练我们的胸怀和意志，孟子告诫我们："故天将降大任于斯人也，必先苦其心志，劳其筋骨，饿其体肤，空乏其身，行拂乱其所为，所以动心忍性，增益其所不能。"

[医师点评]

倾听陪伴可以带给人们温暖、安慰和支持，有助于缓解人们的压力，减轻焦虑和抑郁等负面情绪，提高生活质量和幸福感。在家庭中，倾听陪伴的人可以是父母，是兄弟姐妹，是配偶。亲人之间的陪伴可以通过多种方式实现，例如一起聊天、看电影、做饭、散步、旅行等。人们常说，亲

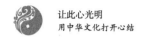
人手牵手，一起大步走，亲情更醇厚，陪伴更长久。这些陪伴活动可以增进彼此之间的感情，让人们感到被关注和重视，也可以让患者感受到家庭的支持和关爱。

除家庭成员之间的陪伴外，社会上的陪伴也非常重要。朋友、同事、社区邻居等都可以成为人们的陪伴者，可以相互提供情感支持和帮助。倾听陪伴可以对抑郁症患者的康复起到积极的作用。

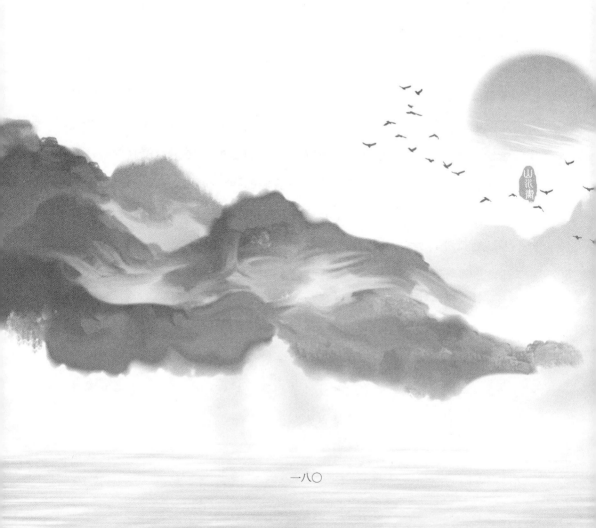

尊重人性，尊重人文

互联网，指的是网络与网络之间所串联成的庞大网络，互联网的快速发展，也如一张大网，把我们的方方面面都网罗进去了。人在这张大网上面是渺小的，也是非常忙碌的。比如我们出门要靠线上导航，银行的很多业务要在网上办理，上班要进行刷脸和指纹验证，甚至现在乘坐公交、地铁都要线上支付，层出不穷的科技花样需要我们不停地应对，各种密码、各种验证、各种刷脸，让我们有限的心胸和大脑不胜其烦。我们的心胸和大脑的容量是有限的，超过了这个限度，就如吹破的气球一样会炸开，人就会惶惶不安或者疯癫。科技介入生活的方方面面，给我们的生活带来便利的同时也暴露了很多问题，如信息泄露、虚假信息泛滥等，被各种信息裹挟，会使人身心疲惫。同时，快节奏的生活也会导致我们的精神紧张，生怕自己跟不上节奏就被世界淘汰了。长时间紧张地应付这些事情，心会承受不了这些压力而生病。

我们扪心自问一下：科技能带来心灵的充实和精神的愉悦吗？答案显而易见，科技是技术，技术是中性的，科技不可能带来心灵的充实和精神的愉悦。也就是说，科技发展带来快捷与方便，与我们心中所需要的幸福和精神上的愉悦没有多少关系。

科技不仅不能带来心灵的充实和精神的愉悦，还可能给我们的心理带来挫败感。因为科技太强大了，人在科技面前就会有一种无力感和无助感。我们用一个案例来说明这个问题。有一位50岁的出租车司机，网约

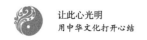
车平台一上午没有给他派活，他就到火车站去等客人，等了两个小时，终于等来一位乘客，行程却很短，只有 15 元钱的距离，也就是说，他只挣到几块钱。下午网约车平台仍然没给他派活，出租车司机心里很郁闷，只能回家睡闷觉。在上有老、下有小的年纪，家里人指望着他挣钱养家，但冷酷的事实是，他在信息平台面前就是一个小小的工具，给你派活就可以挣钱，不给你派活，你就是无用的。他要浪费大量的时间等着机器给他派活，这种煎熬可想而知。

以前，出租车在路上走，人们招手即停，出租车司机会根据乘车人的需求和个人经验经营自己的车，司机可以通过经验赚到钱。现在大家都用手机软件在平台上打车，路边招手的人越来越少，出租车司机也只能等平台派单。同时，打车软件很多老年人不会用，看着空车路过也不停，打不到车只能干着急，司机因为已经接单了，看到有人招手也没法接，所以说科技不是万能的。

出租车司机总是接不了单，想打车打不到，诸如此类生活中的常见问题，会让人们感到自己太无能了，心中充满了无力感。一个人心中如果总是有一种无力感，时间久了，就觉得自己是一个没有价值的人，就会陷入自我否定之中。这是科技带来的现实伤害。

劳动节、国庆、春节等节假日，我们回老家或者到处旅游，与大自然接触，看大海的气势磅礴，看名山的挺拔巍峨，看黄河的波澜壮阔……感受大自然的浩荡生机，此时的心情是愉悦的，放松的。人在科技面前会有疲惫和无助感，在锦绣江山面前却会感到放松、安全和舒适，心会突然明亮起来，有写诗、唱歌的冲动。为什么会有这种感受？因为在大江大河面前，在崇山峻岭之间，我们的心是放松的，可以获得"天人相应"的感受；而在科技面前，我们的心是紧张的。生活在城市中的人对此应该深有感触。

名胜古迹、大江大河为什么能让我们的心放松和安静下来？古人云："静能生慧。"圣人以静观天下。科技再发达，在大自然面前也是渺小的。科技这么厉害，在地震、海啸、狂风、暴雨、雪崩、洪水面前，发挥的作用却是杯水车薪。所以，我们应该知道这样一个道理：科技只是一种让我们生活更便利的方法，在宇宙和大自然面前，我们应该保持基本的敬畏之心。如果使用科技的人没有人文关怀的素养，那这种科技会给人们带来伤害。比如核泄漏、科技战争、生物战争、病毒战争等。这应该引起我们的思考和警觉。

城市的拥挤忙碌，阻隔了人们与天地能量的交流与融合。数字化、智能化、程序化、格式化的工作方式导致人内心充斥着紧张与不安。在城市中走着，人们有时会有"长安百万家，出门无所之"的迷茫。在乡村田野中听见鸡犬之声，看见"春江水暖鸭先知"的景象。人的心会动，眼会亮。这心头一动、眼前一亮，也许就是文化和艺术产生灵感的瞬间。灵感就来自自然与人文、自然与人心、自然与人性之间的微妙结合之处。科技是机械的，是受机器指令的，而机器是冰冷的、没有温度的。所以，科技越发达，人就越懒惰。科技就像一张大网，我们就像网上的一个虫，所以有个词叫网虫。

人只有到大自然中去，到大江大河中去，到名山大川中去，才会明白人心到底向往什么。在城市中疲惫了，就到山区去放松。将来的旅游与文化事业一定会比科技数码、人工智能受欢迎。因为人心是向往天人合一、道法自然的。人心不想被一张大网束缚住、捆绑住。人如果在文学、艺术中追求灵感，人心会焕发出人性的光辉。"此心安处是吾乡"说的就是这个道理。

中华传统文化有一个修养的法则，就是独与天地交流。听高山流水，看大江大河，我们的心就有所动，心有所动，才能创作出"此中有真意，欲

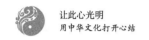
辨已忘言""独钓寒江雪""烟波江上使人愁""黄河之水天上来""小时不识月，呼作白玉盘""海上生明月，天涯共此时"等锦绣文章。圣人孔子说的"诗言志"就是这个意境，这就是文化的魅力所在，也是人心向往的境界。

"文章本天成，妙手偶得之"，在这个过程中，完成我们的人生使命，感悟人心的灵性之美，这比玩游戏的价值高多了。沉迷于游戏，就是成天和机器打交道，机器一关就是一堆废铁，人心中的天性与忧乐机器不会关心，机器也不会帮人实现精神层面的愉悦和心灵方面的充实。玩游戏的时间久了，总有厌倦的一天，因为机器没有情感，人玩到最后只得到了空虚。总之，机器不会给我们带来幸福，机器也不会帮我们解决精神和心灵的问题。

[医师点评]

沟通是指人与人之间通过语言、文字、表情、动作等方式传递信息、交流思想和感情的过程。在医学领域中，医患之间的沟通是非常重要的一环，它涉及医生与患者之间的信息交流和情感沟通。良好的医患沟通可以帮助患者和医生之间建立起信任关系，使患者更愿意遵循医嘱，从而提高治疗效果。通过有效的沟通，医生可以更准确地了解患者的病情和需求，患者也可以更准确地了解医生说的诊治要点、注意事项等，从而有助于提高患者的依从性，进而提高治疗效果。

当患者感到被理解和被关心时，他们对医疗服务的满意度会提高。同理，当医生感到被患者尊重、理解、关心、爱护时，他们对患者也会更主动、更耐心，指导也更详细。此外，有效的医患沟通可以缓解因信息不对称或误解而产生的医患冲突，促进和谐医患环境的构建。

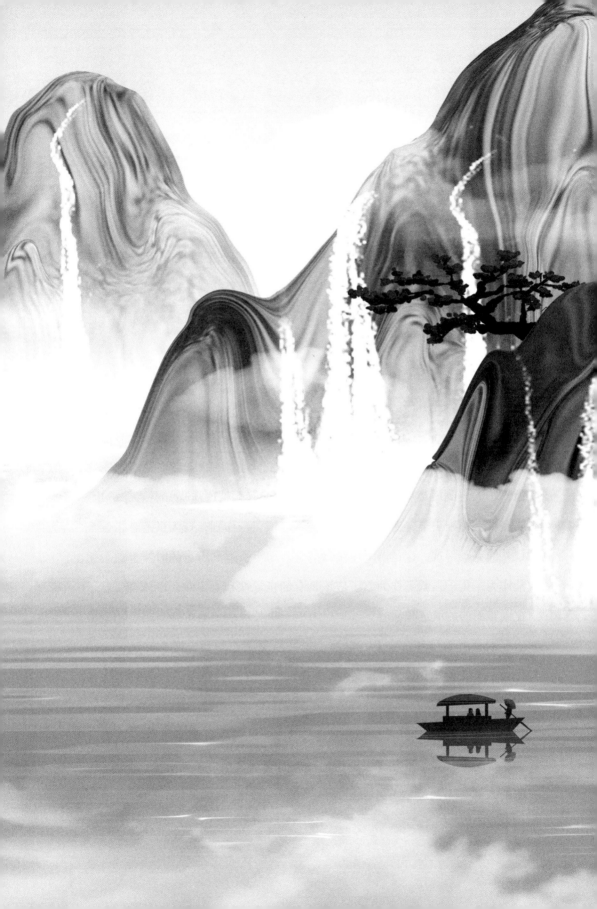

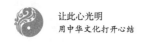
病树前头万木春

《增广贤文》有一句名言："未曾清贫难成人，不经打击老天真。"强调了一个人如果没有经历过苦难和挫折的打击，就很难成为人才。告诫我们培养人才，就要让他经历大风大浪，不具备抗打击、抗挫折的能力，还想要实现自己的理想，是很天真的。

孔子周游列国时，在陈国断了粮食，随行的人都病倒了，不能起来，子路恼怒地来见孔子，抱怨着说："君子也有这样的困窘吗？"孔子平静地答道："君子固有困窘的时候（君子遇到困窘是正常的），而小人在困窘的时候便开始胡乱作为了。"也就是说，君子遇到困窘依然能坚守君子之道，小人遇到困难就会乱来。现实生活中难道不是这样吗？君者，群也。要当群众的领头羊，遇到困难的时候就应该以身作则，行为世范，带领大家共同克服困难，这是君子应该做的事。而小人遇到困难的时候，就会胡乱作为。孔子强调了作为君子应该具有的自觉性和自律性，也体现了君子在困难面前的淡定和从容。红军二万五千里长征后，毛主席写出了《清平乐·六盘山》，诗曰："天高云淡，望断南飞雁。不到长城非好汉，屈指行程二万。六盘山上高峰，红旗漫卷西风。今日长缨在手，何时缚住苍龙？"从古至今，未经历苦难而能成就大事业者，少矣。既然这样，那就在大风大浪中去历练自己的胸怀吧！

唐代著名的才子和诗人刘禹锡年轻时参与"永贞革新"，反对宦官和藩镇割据势力的改革。改革失败后，刘禹锡被贬到外地做官，宝历二年

（826年）应召回京。途经扬州，与同样被贬的大诗人白居易相遇。白居易写了一首著名的诗赠给刘禹锡，对大才子刘禹锡被贬二十三年的坎坷遭遇表示了极度的愤慨，抒发了两人同病相怜之情，也批判了朝廷不珍惜人才的腐朽思想。这首诗体现了白居易坦率和真诚的性格，他在《醉赠刘二十八使君》中写道："为我引杯添酒饮，与君把箸击盘歌。诗称国手徒为尔，命压人头不奈何。举眼风光长寂寞，满朝官职独蹉跎。亦知合被才名折，二十三年折太多。"这首诗的意思是，你为我举起酒杯斟满酒，咱们一同狂饮，我为你拿着筷子敲碗碟吟唱诗歌。哪怕你的诗在全国排在前面也没用，命不由人啊，不能出人头地也是无可奈何。放眼别人风风光光，唯有你一直孤独寂寞。满朝文武都在升迁，只有你却频繁遭遇种种不幸。你的才名太高，按理说遭受点挫折也正常，但是遭遇二十三年的曲折，这磨难也太多了。

刘禹锡为了表达自己的心情，也写了一首诗回赠白居易，这就是著名的《酬乐天扬州初逢席上见赠》，诗曰："巴山楚水凄凉地，二十三年弃置身。怀旧空吟闻笛赋，到乡翻似烂柯人。沉舟侧畔千帆过，病树前头万木春。今日听君歌一曲，暂凭杯酒长精神。"意思是，在巴山楚水这些凄凉的地方，度过了二十三年的光阴。只能吹笛赋诗，独自惆怅，久谪归来感到已非旧时光景。沉船的旁边正有千艘船驶过，病树的前头也是万木争春。今天听了你为我吟诵的诗篇，暂且借这一杯美酒振奋精神。这首诗表达了刘禹锡对世事变迁和官宦仕途升沉的豁达胸怀，表现了诗人坚定的信念和乐观向上的精神，其中的"沉舟侧畔千帆过，病树前头万木春"成为千古名句，表明新事物必将取代旧事物。所有的苦难经历都是人生的阅历，熬过苦难，就会迎来生机。

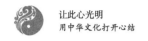

纵观历史，这些大人物面对困难的态度，验证了圣人孔子教导我们的方法：不要埋怨社会和环境的不公，要"反求诸己"，从自己的身上找问题，同时要涵养智慧，方为正道。

刘禹锡虽然遭受"诗称国手徒为尔，命压人头不奈何"的折磨，但是能写出"沉舟侧畔千帆过，病树前头万木春"这样的名句，这种乐观、豁达和坚毅的精神，值得我们学习。现代有些年轻人没有经历过风雨的历练，受一点委屈就觉得受了天大的委屈，却不知道，世界上很多事情，委屈才能求全。受不得委屈，忍耐不了孤独、寂寞，吃不了苦，就想成功，这样好的事，好像少之又少。

刘禹锡年轻时受了几十年的委屈，到了晚年得到重用，加检校礼部尚书衔，七十一岁逝世，朝廷追赠他为户部尚书。这也是善始善终，苦尽甘来的一个历史案例。

刘禹锡写的《陋室铭》可谓千古名篇，诗曰："山不在高，有仙则名。水不在深，有龙则灵。斯是陋室，惟吾德馨。苔痕上阶绿，草色入帘青。谈笑有鸿儒，往来无白丁。可以调素琴，阅金经。无丝竹之乱耳，无案牍之劳形。南阳诸葛庐，西蜀子云亭。孔子云：'何陋之有？'"这首诗的意思是，山不在于高，有仙人居住就有盛名；水不在于深，有蛟龙潜藏就有了灵气。这虽然是间简陋的小屋，但我品德高尚、德行美好（就感觉不到简陋了）。苔痕布满阶石，一片翠绿；草色映入帘栊，满室葱青。往来谈笑的都是饱学多识之士，没有一个浅薄无见识之人。可以弹未加彩饰的琴，可以阅读经典的书籍。没有嘈杂的音乐声扰乱双耳，没有官府的公文劳累身体。南阳有诸葛亮的草庐，西蜀有扬子云的玄亭。正如孔子说的："有什么简陋之处呢？"

纵观二十四史，要想成就自己的理想，就要把苦难当作常态。苦难既然是一种常态，那就迎难而上，用坚韧不拔的毅力，在苦中作乐之中去完成自己人生的使命吧！这就是苦中有乐的人生。

[医师点评]

病痛是人生中不可避免的体验，它带来的痛苦和困扰会影响人的身心健康和社会功能。痛苦是一种疾病带来的主观感受，通常是由身体或心理上的不适引起的。它可以是短暂的，也可以是长期的，甚至可能是终身的。

社会痛苦是指由于各种社会因素引起的痛苦感受，包括人际关系、经济状况、生存环境等。这些社会因素可能对个人的生活造成负面影响，导致心理上的痛苦和困扰。

常见的社会痛苦类型包括以下几点。①失业或贫困：失去工作或者无法维持基本生活条件可能导致焦虑、抑郁和其他心理问题。②家庭关系问题：离婚、家庭暴力、家庭成员的死亡等都可能引起情感上的痛苦。③种族歧视或性别歧视：受到不公平待遇或者受到歧视可能导致自尊心受损，引起愤怒和沮丧等情绪。④政治不稳定：政治动荡，战争和社会冲突可能导致人们感到恐惧、无助和绝望。⑤自然灾害：地震、洪水、火灾等可能导致人们失去家园、财产和亲人，从而引起心理上的痛苦和创伤。

治疗社会痛苦的方法取决于其原因和严重程度，尽管现代医学已经取得了很大的进步，但仍然存在许多挑战。通过综合的治疗方法和社会各界的支持，我们可以努力减轻痛苦带来的困扰，提高人们的生活质量。

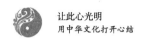
一命之上皆有责

青年人的觉醒与教育有关。孔子曰："吾十有五而志于学，三十而立，四十而不惑，五十而知天命，六十而耳顺，七十而从心所欲，不逾矩。"圣人告诫我们，人生在少年、青年、中年、老年每一个阶段，该觉醒的时候一定要觉醒，要不然就会活得浑浑噩噩、精神空虚、未老先衰，这样的人生不是理想的人生，是缺乏价值和意义的人生。

书香门第是中国传统社会追求和向往的人生预期，也体现了中国传统社会对文化的尊敬。心性的觉醒表现为文化之心的觉醒。文者，纹也，质于内而形于外，以文教化，是为文化。大家都是人，良质良才者有之，资质平平者有之，顽劣之徒者有之，如何让大家都以文教化呢？中华传统文化教导我们应该秉持仁者爱人、仁者无敌的心态，对大家一视同仁。三国时期诸葛亮治理蜀国时用"开诚心，布公道"，把蜀国治理得井然有序。如何能做到"开诚心，布公道"呢？关键就在于一视同仁。

西方的物质主义、金钱万能观念影响着一些人的认知。物质只是人类的基本需求。奔驰车、宝马车、红旗车，都是车，只是车的品牌不同。车的品牌可能代表着车的质量、性能，但不能代表司机的德性。有些人以为开名车象征着有身份、德性好，这是一种肤浅的认知。车归根结底只是一种交通工具，与身份没有关系，与德性更没关系。不能说开名车的人就道德高尚，开普通车的人就道德低劣。我们看问题一定不要陷入西方二分法陷阱里：非黑即白、非左即右。

心决定性，故有心性。心中有正念，就会正气十足，正气存内，邪不可干，这是中医的文化。文化之心的觉醒就是心性的觉醒。"王道不外乎人情"，这里的人情就是人文关怀。如何涵养人文关怀呢？教育学生时应该多培养他们的仁爱观念和仁慈之心，用仁爱观念和仁慈之心涵养他们的价值观、人生观和世界观。

孙中山在《三民主义》中说："中国有一段最有系统的政治哲学，在外国的大政治家还没有见到，还没有说到那样清楚的，就是《大学》中的'格物、致知、诚意、正心、修身、齐家、治国、平天下'那一段话。把一个人从内发扬到外，由一个人的内部做起，推到平天下止。像这样精微开展的理论，无论外国什么政治哲学家都没有见到，都没有说出，这是我们政治哲学的智识中独到的宝贝，是应该要保存的。"以上是孙中山先生对中西政治格局的一个评价。从这个评价中我们可以看到，中华文化厚德载物，能海纳百川。而西方政治文化的格局和视野就显得有些狭隘了。

讲到中国固有的道德，首先是忠孝，其次是仁爱，再次是信义，最后是和平。这些道德理论中国人至今都非常认同。我们应该从中华传统文化中的忠孝、仁爱、信义、和平的理念中去寻求安身立命、修齐治平的信仰。中华传统文化有一个特点：在历史上，只要对社会大群和修齐治平做过巨大贡献的人，我们都会追捧赞扬，如药王、诗圣等。这是中华文化维系人心、凝聚人心、鼓舞人心的历史传统。如果突然冒出来一个人设的人物，他没有经过历史检验，当时的关注再多也只是昙花一现，缺乏历史和文化的厚重感，总是让人觉得不踏实。

中华传统文化可以涵养人的心灵，这种涵养，从德性、品性到格局，从齐家到治国，从治国到平天下，一以贯之。教育涵养了我们的文化之

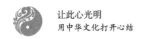
心，道德涵养了我们的仁爱之心，文化涵养了我们正德、厚生的民生情怀。西方还原论的目的是培养专家，但分科太细，让人一辈子只研究一个领域，这对人生来说太孤独了，也太狭隘了。用一己之见去应对社会的复杂性与人性的复杂性，显然是不可能完成的。还原论培养的人才看问题的角度是有局限性的，只见树木、不见森林，如同盲人摸象，这就是国外许多政策为什么会出现"头痛医头，脚痛医脚"的学术原因。如果培养人才仅培养某项专业技术能力，不培养系统观念和驾驭复杂局面的能力，这样的人会有道德、心性、文学、艺术、灵感上的修养吗？能成为"究天人之际，通古今之变，成一家之言"这样顶天立地的国之栋梁吗？显然不可能。这样的人生也太狭隘，这是我们需要注意的地方。

我们要珍惜生命，不要在空虚无聊、精神萎靡之中度过自己的一生。每一个人的生命都有自己的责任和使命，这种责任和使命如果和民族、国家的忧乐联系起来，生命的价值和意义就会呈现出光彩。袁隆平解决了我们的吃饭问题；张桂梅致力于贫困家庭孩子的失学问题；"两弹一星"的英雄致力于国防事业；屠呦呦发现了青蒿素，该药品可以有效降低疟疾患者的死亡率，她成为中国第一位获得获诺贝尔科学奖的科学家。这些人物，都发现了自己一生的使命和责任，并且久久为功，久久为善，几十年如一日地为了自己的使命而奋斗。

[医师点评]

生命如此重要，我们要珍爱宝贵的生命，找到自己的人生使命。救死扶伤是医生的责任，唐代孙思邈所著的《备急千金要方》第一卷"大医精诚"中强调医道是"至精至微之事"，习医之人必须"博极医源，精勤不倦"，即要求医者广泛深入地研究医学知识，勤奋不懈地学习和实践，还应当具备高尚的品德，医者应以"见彼苦恼，若己有之"的同情心去感受患者的痛苦，并激发"大慈恻隐之心"，立誓"普救含灵之苦"。绝不能利用自己的医术去违规获取名誉或财物。这是对医疗从业者的严肃提醒，也是终生的执医准则，这些教诲不仅是对古代医者的要求，也是对现代医疗从业者的期许，即使在今天，这些原则仍然具有重要的现实意义。

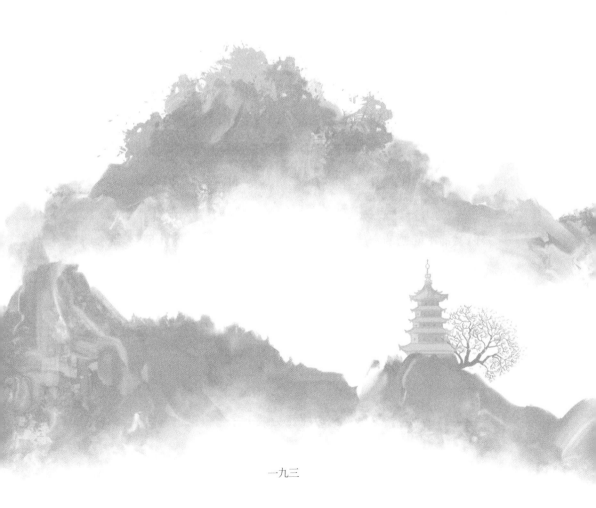

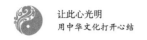

浅议如何化解压力

成年人的压力是层出不穷的，养家糊口的经济压力，建功立业的压力，社会声望、职业道德、职业规划的压力，追求理想的压力……这些压力来自各个角度，如果协调不好，就会导致人忐忑不安、无法放心。

人心的容量是有限的，怎么化解压力很关键。物质至上主义和金钱万能观念带来的压力最让人不堪重负。一个人的心思如果都用在追求功名利禄上，而不向内心寻求成长，心就会被物质所蒙蔽，天性和心性被蒙蔽以后，一味寻求充满不确定的成功，心就会很累，也就形成了压力。利欲熏心就是这个意思。如果挖空心思去追求金钱和权力，那就会把我们心的容量给占满了，而物质却不能让我们完全实现精神的愉悦和内心的充实，这是很多人痛苦的根源之一。既然金钱、权力不能完全实现精神的愉悦和内心的充实，我们就应该向我们的内心去寻求精神的愉悦和内心的充实，这是孟子告诉我们的方法："学问之道无他，求其放心而已矣。"

我们看清了问题的本质之后，知道"圣贤之道，吾性自足"，就会将功名利禄这些身外之物看得淡一些。子曰："不义而富且贵，于我如浮云。""富而可求也，虽执鞭之士，吾亦为之。如不可求，从吾所好。"孔子告诫我们：财富如果可以求得，虽然是卑贱的职务，我也愿意做好。如果不可求得，那我还是做我喜欢的事情。

压力既然无处不在，我们是不是可以根据自身的能力、水平来做减法？学会放下和舍得，这样就可以将压力减下来，自己也就能从容一些。

向内寻求的方法具有稳定性；一生寻求金钱、权力是向外寻求，向外寻求就具有不确定性和风险性。这种风险性在于人人都想要获取成功，人人都想要获取成功就存在人人都争夺的现象，争夺就会引起斗争，这就是富贵险中求。即使争夺到了，如果自己的德性涵养不够，也会有"德不配位，必有余殃"的风险。

圣人孔子教导我们"从吾所好"，要"乐在其中"。乐在其中不是自娱自乐，也不是躺平，更不是佛系，而是一种实事求是的人生态度。子曰："德之不修，学之不讲，闻义不能徙，不善不能改，是吾忧也。"圣人孔子告诫我们，对品德不加以培养，求学问不进行讲习，听到义不能相从，有缺点不能改正，这些是我忧虑的事情。我们遵循圣人的教诲，就能做到求得放心的理想境界。

找到了自己的天命，也知道了自己喜欢研究的领域和方向，就确定了自己的人生使命，在自己喜欢的领域去寻求智慧，将自己喜欢的领域和社会的需求、群众的忧乐联系起来，就能实现独乐乐到众乐乐的跨越。人类现在积累的任何领域的知识和文化，一个人一辈子是学不完的。与时俱进地解决时代的问题，这就是学问的方向。如此，人生还有什么孤独与空虚？该放下就放下，抖擞精神，目标明确，方法得当，剩下的就是坚韧不拔的毅力，克服困难的勇气，久久为功、久久为善的功力。这样的人生难道不值得我们期待吗？

压力是无尽的，本文给出三个建议。其一，在压力面前，我们要学会自我化解，调整自己人生的目标，知道什么可以做，什么不可以做，这是知天命的一种智慧。按照积小胜为大胜的原则，去践行自己的使命和天命，也就是王阳明所说的"须在世上磨炼"。该放下的放下，该精进的精进。这就是主动化解压力的自我排解法。其二，人性是复杂的，人不像动物和植物那么容易看清天性，探索自己的天性和天命不是一件容易的事情，要有耐心。如果发现自己压力太大，进而引起了焦虑和抑郁的情况，要寻求专业人士的指导。中药、针灸对化解压力、疏通气血都有非常明显的效果。同时可以关注中华优秀传统文化的经典代表作，如《大学》《论语》《孟子》《中庸》，这些经典书籍流传了几千年，有几千年的生命力，我们如果用心去学习和领悟，就可以增加我们自身的正气和能量。还有一些解读中华优秀传统文化的书籍，比如《大学（青少年版）》《中庸的智慧》，这些书籍同样值得关注。其三，寻求社会支持，这也是我们提升社会治理要用心和用劲的地方。有关数据显示，得了抑郁症的人，只有10%的患者得到治疗，能够寻求到社会支持。我们可以向有社会阅历、有智慧、有文化底蕴的老师，包括中医老师求教，走出自己狭隘的认知局限，将纠缠自己的心结解开。心病还须心药医，解开心结，让自己的人生活得更精彩。

[医师点评]

人生在世，压力无处不在，无时不在。工作压力、生活压力、家庭压力、财务压力、精神压力、健康压力，多种压力汇聚在一起常常让人有崩溃的感觉。

身体内的压力亦是如此，比如当血压骤然升高时，就有可能冲破脑血管导致脑出血，也有可能使心脏不堪高压发生急性左心衰竭。血压是血液在血管内流动时对血管壁产生的压力，它通常由两个数值表示，分别是收缩压（高压）和舒张压（低压），通常以毫米汞柱（mmHg）为单位。

中国心血管病报告显示，我国高血压患病人数持续增加，18 岁及以上居民高血压患病人数约为 2.45 亿。预计到 2025 年，我国高血压患病人数将达到 3 亿左右。高血压已经成为我国最常见的慢性疾病之一，具有患病率高、致残率高、致死率高，知晓率低、用药率低、控制率低的特点，对公共卫生和医疗资源构成了巨大的挑战。所以，高血压应以预防为主。关注压力，是人文医学和预防医学的责任，也是教育的责任。

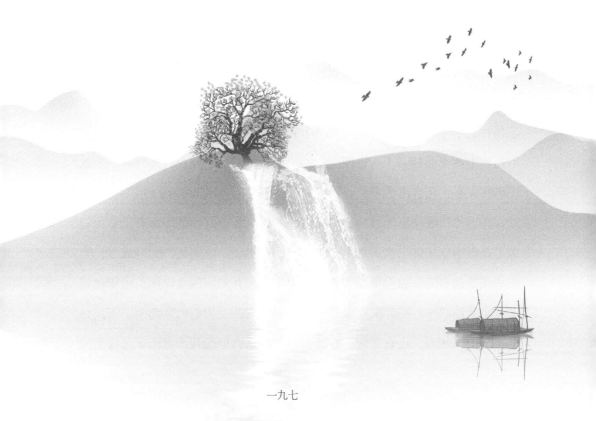

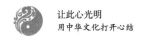
学者应该担负起解决时代难题的责任
——浅论两个结合

习近平总书记在庆祝全国人民代表大会成立 70 周年大会上的重要讲话中提出了"两个结合"。"两个结合"指的是"坚持把马克思主义基本原理同中国具体实际相结合、同中华优秀传统文化相结合"。在四大文明古国中，只有中国的历史和文化没有出现断层，这是人类的奇迹，也是人类的智慧，更是中华民族的伟大之处。中国历史博大精深，历史的治乱兴衰，就是一笔了不起的智慧和财富。

中国的近代史是一部遭受帝国主义瓜分的历史，更是一部中国人民受苦受难的血泪史。中华文化支持正义、维护正义的精神在中华民族遭受危机的关键时刻发挥了巨大的凝聚作用。让我们重温一下人民英雄纪念碑的碑文："三年以来，在人民解放战争和人民革命中牺牲的人民英雄们永垂不朽！三十年以来，在人民解放战争和人民革命中牺牲的人民英雄们永垂不朽！由此上溯到一千八百四十年，从那时起，为了反对内外敌人，争取民族独立和人民自由幸福，在历次斗争中牺牲的人民英雄们永垂不朽！"

在近代，涌现出无数的英雄豪杰，他们是那个时代的国家脊梁。他们为了拯救中华民族于水火之中，抛头颅，洒热血。中国共产党的成立，为中华民族的自强、独立带来了曙光。中华人民共和国成立以来，中华民族实现了从站起来、富起来到强起来的历史性飞跃。我们的强起来，不仅有国防上的强起来，还有文化、心理上的强起来。中国共产党第十九次全国代表大会上的报告上指出："文化是一个国家、一个民族的灵魂。文化兴国运兴，文化强民族强。没有高度的文化自信，没有文化的繁荣兴盛，就没有中华民族伟大复兴。"中国特色社会主义文化，源于中华民族五千多年文明历史所孕育的中华优秀传统文化，熔铸于党领导人民在革命、建设、改革中创造的革命文化和社会主义先进文化，根植于中国特色社会主义伟大实践。

马克思在《资本论》中指出："资本来到世间，从头到脚，每个毛孔都滴着血和肮脏的东西。"他在《资本论》中这样描述资本家："当利润达到 10% 的时候，他们将蠢蠢欲动；当利润达到 50% 的时候，他们将铤而走险；当利润达到 100% 的时候，他们敢于践踏人间的一切法律；当利润达到 300% 的时候，他们敢于冒着绞刑的危险。"正是资本主义导致了现如今的资源危机、环境污染，一些意志不坚定的人受其影响，道德修养被侵蚀。

纵观历史，凝聚民心一直是时代的主要课题。宋代，宋神宗重用王安石变法，王安石法律严格，刻恩寡薄。司马光、苏轼反对变法，联名上书要求罢免王安石。邵雍给他们写信："此贤者所当尽力之时，新法固严，能宽一分，则民受一分赐矣，投劾何益耶？"意思是说，作为一个贤良的官员，遇到困难的时候，也正是自己发挥力量的时候，新法虽然严苛，对百姓不利，但是你们要当好父母官，在执行时，能尽量宽一些就宽一些，那样老百姓就会多受一分恩惠。皇帝已经重用王安石支持他的新法，你们这样去弹劾或者弃官不做，于事无补。邵雍作为北宋五子之一，作为一个学者，他的建议是中肯的，展现了他视民命如伤、守望相助的为民情怀。所以说，学者应该担负起解决时代难题的责任。

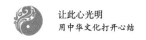
时代走到今天，我们经历了站起来、富起来到强起来的历史飞跃。可是随着全球化和信息时代的到来，我们又面临着新的时代问题。据世界卫生组织统计，精神疾病已经成为大多数人的疾病。美国市长联合执行主任科克伦认为，一场前所未有的心理健康危机正在席卷美国，而当局缺乏足够的资源来应对严峻的挑战。美国人民各年龄阶段都面临压力、抑郁、孤立、孤独及随之而来的心理健康的挑战。

如何求得放心，如何能做到善教得民心，教育如何能实现人的觉醒，如何用中华文化的智慧和中医的智慧来化解心结，解决抑郁症的问题，这是时代的难题，也是学者应该解决的问题和应该担负的责任。

纵观世界历史，面对灾难，西方文明有世界末日论，而中华文化《周易》中六十四卦的最后一卦是未济卦，此喻事情尚未完结，还要向前发展，周而复始，绵延不绝。中西文化对世界的认识不同，得到的结论自然不同。在历史和文化的认知方面，西方文化处于文明阶段，文明偏物质性，比如物质文明、汽车文明、数字化的文明。文化却具有以文育人的教化性和人文性。文学就是人学，文学具有道德性、艺术性。这是文明和文化的区别，也是中华文化和西方文明的区别。如果一个社会一门心思地去向外寻求物质，而不是向内寻求教化、文化。这样社会会让人活得很累，也会导致很多健康问题。

如何实现文化自信，是这个时代的问题。作为学者，我们应该认识这个时代，珍惜这个时代，敬畏这个时代，针对时代问题，在这个时代有所作为。学者应该担负起解决时代难题的责任。当年张之洞有一个著名的论述："古来世运之明晦，人才之盛衰，其表在政，其理在学。"这里的世运指世间盛衰治乱的更迭变化。

　　圣人孔子为汉制法就是典型的"其表在政，其理在学"。千古一帝的秦始皇实现了孔子在《中庸》中的理想，"车同轨，书同文，行同伦"。可是秦始皇重用法家，刻恩寡薄，仁义不施，二世而亡，这就是历史的复杂性。刘邦建立的汉朝，吸取了秦朝二世而亡的历史经验和教训，以法治国并推崇儒学，最终成就了盛世，因此很多历史学家认同"孔为汉制法"之说。这就是学术指导政治的重要性，学术有没有价值，首先要看学术能否具备"明道淑世"的特征。钱穆先生是这样解读这一历史现象的："圣贤一定要'明道''淑世'。这个世界在他手里，他就能把这个世界弄好，这叫淑世。要淑世，当然要明道。使此道名扬于世。"

　　历史上著名的白鹿洞书院学规："正其义不谋其利，明其道不计其功。"要求学术要追求正义。当年鲁哀公曾经请教孔子一个问题，一个国家的存亡祸福，是不是由天命决定的，不是人力所能左右的？孔子明确地回答，国家存亡祸福都是由人自己决定的，天灾地祸都不能改变国家的命运。这就是妖灾不胜善政的来源。

　　钱穆先生在《人生十论》中有一个经典的论述："若使教育有办法，政治尚是次好的；若使政治有办法，法律又是次好的；若使法律有办法，战争又是次好的；只要战争有办法，较之人吃人，也还算得是较好的。"这是"善教得民心""学问之道无他，求其放心而已矣"的现代解释。这也是学者应该担负解决时代难题的责任的缘由。

　　中国传统政治都提倡孔子的仁、礼，孟子的性善论。在《论语》中，"仁"字出现 109 次，"礼"字出现 75 次。说明仁和礼代表着中华文化的精神。经济、学术、教育、科技、政治、道德、文学、艺术这些经邦济世的大道，如果脱离这一仁、礼，就会教育出"精致的利己主义者"，绵延

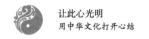
和传承仁、礼，践行两个结合，是学者的使命与责任。

社会民众的道德情操、文化自觉，中华民族共同体意识，这些都是学术应该关心的大事。学术应该帮助世道人心向好、向善、向正，这是凝聚人心的大道所在，也是人心所向。

[医师点评]

医生的职责不仅是治病救人，还应该有普及医学的责任。任何一个职业，都应该有自己的社会责任，学者就应该担负起化解社会问题的责任，为提升社会治理水平建言献策。

针对近年来我国居民主要健康问题和健康需求的变化，国家卫生健康委员会组织专家在2008年发布的试行版基础上修订完成了《中国公民健康素养——基本知识与技能（2015年版）》，也就是著名的中国居民健康素养66条。发布这66条的目的就是要提升我们国民的个人素养。

健康素养是指个人获取和理解基本健康信息和服务，并运用这些信息和服务做出正确决策，以维护和促进自身健康的能力。世界卫生组织指出，健康素养是健康的重要决定因素，是预测人群健康状况的较强指标，与人均期望寿命、生命质量高度相关。提升公众健康素养可有效减少健康不公平，显著降低社会成本。